Manual de laboratorio en las enfermedades autoinmunes sistémicas

Manual clínico y técnico de ayuda al diagnóstico de las enfermedades autoinmunes sistémicas

Capítulo I	Antonia Osuna Molina
	Ana Lendínez Ramírez
	Aurora Urbano Felices
Capítulo II	Mª José López García
	Antonia Osuna Molina
	Marta Cárdenas Povedano
Capítulo III	Mª José López García
	Antonia Osuna Molina
	Marta Cárdenas Povedano
Capítulo IV	Mª José López García
	Marta Cárdenas Povedano
	Aurora Urbano Felices

Revisado por: María José Gómez Díaz

1ª edición © 2012 OmniaScience (Omnia Publisher SL)

www.omniascience.com

DOI: http://dx.doi.org/10.3926/oss.6

ISBN versión on-line: 978-84-695-5125-7

ISBN versión impresa: 978-84-940234-9-1

DL: B-26403-2012

Diseño portada y contraportada: OmniaScience

Fotografía portada: © Jukovskyy - Fotolia.com

Impreso por Createspace

Índice

Índice de tablas

Índice de ilustraciones

Presentación

Las enfermedades autoinmunes sistémicas son un grupo de patologías de gran importancia para numerosos especialistas, por sus manifestaciones clínicas y complicaciones durante la evolución, y que en ocasiones plantean dificultad diagnóstica y terapéutica. Recientemente las sociedades científicas han revisado los criterios diagnósticos de muchas de estas enfermedades y a su vez las técnicas y procedimientos analíticos están avanzando hacia una mayor eficiencia en el manejo de estas patologías.

El objetivo de este manual es actualizar los conocimientos clínicos, analíticos y técnicos, con el fin último de ayudar al diagnóstico, pronóstico y seguimiento de las enfermedades autoinmunes sistémicas por parte del laboratorio de Análisis Clínicos, especialmente desde el área de Autoinmunidad, dentro de Inmunología.

Va dirigido al personal en formación y a profesionales del ámbito sanitario, clínico (médicos y enfermeros) y del laboratorio (técnicos y analistas), puesto que recorre las áreas asistenciales de atención primaria, y especialista (reumatología, inmunología, y dermatología), toma de muestras, y áreas del laboratorio de soporte general (recepción, distribución y preparación de las muestras), automatización, nuevas tecnologías y áreas de conocimiento.

Para la elaboración del manual nuestro grupo de trabajo ha realizado una revisión completa y actualizada de las enfermedades autoinmunes sistémicas sobre la que ha seleccionado los criterios diagnósticos con mayor evidencia clínica, así como los perfiles analíticos, técnicas instrumentales, procedimientos y algoritmos de laboratorio que ofrecen una mayor sensibilidad y especificidad en el diagnóstico, pronóstico y seguimiento de cada una de estas enfermedades.

Septiembre 2012

Capítulo 1

Patología

Antonia Osuna Molina, Ana Lendínez Ramírez y Aurora Urbano Felices

1.1 Enfermedad autoinmune

La autoinmunidad es una condición de respuesta inmunológica anómala frente a uno o varios antígenos propios. Se caracteriza por una pérdida de tolerancia inmune. Una respuesta autoinmune persistente desencadena una lesión tisular y alteración de la homeostasis que da lugar a la enfermedad autoinmune. Mientras la autoinmunidad es un fenómeno fisiológico, la enfermedad autoinmune es un síndrome clínico, caracterizado por la activación de las células de T o de las células de B, o ambas, que conducen a daño tisular (patología).

Los factores asociados al desarrollo de la autoinmunidad se pueden clasificar en genéticos, inmunológicos, hormonales y ambientales. Ilustración 1.

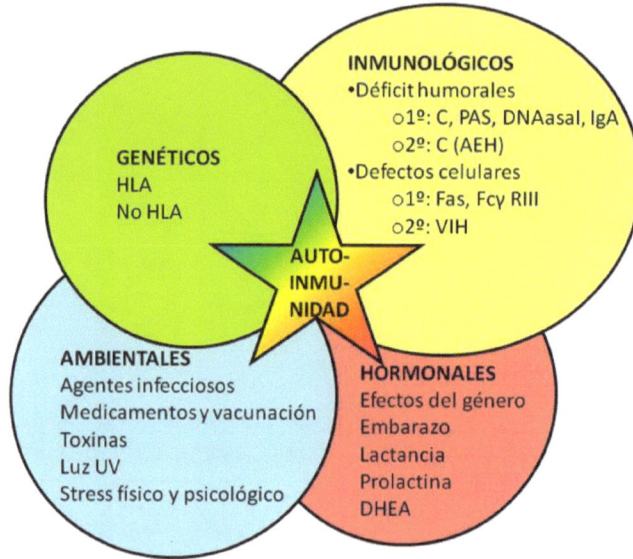

Ilustración 1. Factores asociados al desarrollo de la autoinmunidad
C: Complemento; PAS: proteína amiloide sérica; IgA: Inmunoglobulina A; AEH:
angioedema hereditario; Deficiencias Fas/Fas Ligando (proteína de membrana, miembro
del Factor de Necrosis Tumoral). Polimorfismos de receptor FcY RIII (Receptor III que se
une a la IgG por la Fracción del Complemento); VIH: virus de la inmunodeficiencia
humana; DHEA: dehidroepiandrosterona

Las enfermedades autoinmunes pueden ser específicas de órgano o sistémicas. En este manual trataremos las principales enfermedades autoinmunes sistémicas y su abordaje desde el Laboratorio Clínico.

En los últimos 30 años se ha producido un aumento en la incidencia de enfermedades alérgicas y autoinmunes en los países desarrollados. El 5% de la población occidental padece una enfermedad autoinmune.

En cuanto a la edad de aparición son menos frecuentes en la infancia, el pico de la edad de inicio se sitúa entre la pubertad y los 20 años (segunda década de la vida). Respecto al género son mucho más frecuentes en las mujeres, en una proporción de 8:1.

1.2   Enfermedades autoinmunes sistémicas

Se caracterizan por afectar a múltiples órganos. Se asocian a respuestas autoinmunes frente a antígenos propios ampliamente distribuidos por el organismo.

En la enfermedad autoinmune sistémica, no específica de órganos, suele existir una superposición de perfiles de autoanticuerpos y características clínicas en la misma persona. Por tanto, un paciente puede presentar varias características de Lupus Eritematoso Sistémico y algunas características de esclerodermia y se dice que tiene un "síndrome de superposición". También es posible que la misma persona tenga dos enfermedades autoinmunes diferentes (por ejemplo, enfermedad tiroidea y artritis reumatoide) a la vez.

1.2.1. *Enfermedades del tejido conjuntivo*

Las enfermedades del tejido conjuntivo o conectivo representan modelos clásicos de las enfermedades autoinmunes sistémicas.

A) Lupus Eritematoso Sistémico

El Lupus Eritematoso Sistémico (LES) es el prototipo de las enfermedades autoinmunes. Junto a sus múltiples manifestaciones clínicas se encuentran numerosos autoanticuerpos dirigidos contra diferentes antígenos nucleares, citoplasmáticos y de la membrana celular.

No es una enfermedad rara. Afecta primordialmente a las mujeres en edad reproductiva. Su etiología es aún desconocida y multifactorial.

Las manifestaciones clínicas del LES son extraordinariamente variables:

- o Puede haber compromiso del estado general, así como de piel, articulaciones, riñones, pulmones, sistema nervioso, sangre y corazón. Prácticamente puede afectar cualquier órgano con una intensidad variable de paciente a paciente.

- o El compromiso de la piel y las articulaciones es el más frecuente, pero la afección renal y neurológica define el pronóstico de la enfermedad.

- o Fenómenos isquémicos en diferentes órganos y debidos, entre otros, a la presencia de anticuerpos antifosfolipídicos, pueden complicar el curso de la enfermedad

- o Complicaciones derivadas del tratamiento inmunosupresor: mayor susceptibilidad a infecciones.

El Colegio de Reumatología de E.E.U.U. estableció once criterios diagnósticos para el LES en 1982, que se revisaron en 1992:

1. Erupción malar

2. Erupción discoide

3. Fotosensibilidad

4. Úlceras orales

5. Artritis (poliartritis no deforme)

6. Serositis (pleuritis y/o pericarditis)

7. Enfermedad renal (proteinuria > 0,5 g/día o cilindros celulares)

8. Trastorno neurológico (psicosis y/o crisis epilépticas)

9. Trastorno hematológico (anemia hemolítica o leucitopenia o linfocitopenia o trombocitopenia).

10. Enfermedad inmunológica:

   o   Anti-ADN

   o   Anti-Sm

   o   Falso positivo en estudio serológico para sífilis (VRDL falso por 6 meses) o anticuerpos antifosfolípidicos positivos.

11. Anticuerpos antinucleares (ANA). Un título anormal de ANA por inmunofluorescencia o por una prueba equivalente en cualquier momento y en ausencia de medicamentos implicados en Síndrome Lupus inducido.

Para el diagnóstico de LES se deben cumplir cuatro de los once criterios a la misma vez o de forma sucesiva.

B) Esclerosis Sistémica

La esclerosis sistémica es una enfermedad del tejido conectivo que afecta piel, músculos, articulaciones y órganos internos. En ella tienen lugar procesos multisistémicos caracterizados por el endurecimiento progresivo de la piel debido a la acumulación excesiva de tejido conectivo. Su historia natural es variable presentándose en algunos pacientes como enfermedad limitada a piel sin afectación sistémica importante, mientras que otros pacientes desarrollan enfermedad rápidamente progresiva con compromiso de piel, sistema respiratorio, digestivo, renal y cardiovascular (tabla 1). La base fisiopatológica de la esclerosis sistémica es una activación del sistema inmune con liberación de mediadores de la inflamación que van a producir los dos eventos principales de la enfermedad: aumento de colágeno y lesión endotelial.

No se conocen las causas de esta enfermedad. Puede aparecer a cualquier edad, aunque es más frecuente en mujeres de mediana edad. Se sabe que su incidencia aumenta en grupos de personas expuestos a determinados productos tóxicos, pero en la mayoría de los casos no existe una causa conocida.

Clínica de la enfermedad

   o   Lesiones de la piel órganos internos. Al principio estas lesiones consisten en una inflamación, que después se va transformando en un endurecimiento, debido a una acumulación excesiva de fibras de colágeno, adquiriendo la piel una consistencia fibrosa. Por ello a esta enfermedad también se la denomina esclerodermia. Cuando estas lesiones afectan a otros órganos, como los pulmones o el tubo digestivo, éstos también se vuelven rígidos y fibrosos por lo que se ve comprometida su función.

   o   Problemas vasculares. Al ocluir las pequeñas arterias y capilares puede producir síntomas y lesiones similares a las de algunas enfermedades circulatorias, como dolor y úlceras en los dedos. En algunos pacientes puede ocurrir algo similar en otros órganos.

- La esclerosis sistémica suele comenzar con una leve <u>tumefacción</u> de la piel de las manos y pies, a veces también de la cara, que se va extendiendo por los miembros y que puede afectar a todo el cuerpo. Posteriormente, la piel se vuelve rígida y dura (<u>esclerodactilia</u>), se hace difícil de pellizcar y a veces limita los movimientos de las articulaciones.

- <u>Fenómeno de Raynaud</u>: cambios de coloración de las manos que, cuando se exponen al frío, se vuelven excesivamente pálidas y después violáceas, acompañándose a veces de dolor u hormigueo. Puede asociarse a otras muchas enfermedades, o aparecer en personas sin otras enfermedades.

- <u>Telangiectasia</u>: dilataciones de capilares pequeños y de los vasos superficiales, que se presentan como lesiones de color rojo. Este fenómeno aparece en la esclerosis sistémica cutánea limitada, conocida anteriormente como síndrome de CREST: C = calcinosis en la piel y en otros lugares; Fenómeno de R = Raynaud, E = alteración de la motilidad del esófago de la fibrosis submucosa; S = Esclerodactilia de la fibrosis dérmica; T = Telangiectasias.

- Otras manifestaciones: dolor en las articulaciones, fatiga, problemas digestivos, como dificultad para tragar, estreñimiento o diarrea, y problemas cardiorrespiratorios como dificultad respiratoria, hipertensión o dolor en el pecho.

	DIFUSA	LIMITADA
Progresión	Rápida	Lenta
Afectación cutánea	Extremidades distal y proximal, cara, tronco.	Distal de los codos, cara.
Fenómeno de Raynaud	Comienzo dentro de 1 año o al tiempo de los cambios cutáneos.	Puede preceder la enfermedad dérmica por años.
Compromiso orgánico	-Pulmonar: fibrosis intersticial. -Renal: crisis hipertensiva renovascular. -Gastrointestinal. -Cardiaco.	-Gastrointestinal -Hipertensión arterial pulmonar después de 10-15 años de enfermedad en <10% de pacientes. -Cirrosis biliar.
Capilares ungueales	Dilatación y pérdida capilar.	Dilatación sin significativa pérdida capilar.
Anticuerpos antinucleares	Anti-topoisomerasa 1	Anticentrómero
Pronóstico	Grave	Leve

Tabla 1. Formas de presentación de la Esclerosis Sistémica

C) Síndrome de Sjögren

El Síndrome Sjögren (SS) es una enfermedad autoinmune sistémica que se caracteriza por afectar principalmente a las glándulas exocrinas que conduce a la aparición de sequedad. Las glándulas exocrinas, son las encargadas de producir líquidos como la saliva, las lágrimas, las secreciones mucosas de la laringe y de la tráquea y las secreciones vaginales. Líquidos que hidratan, lubrican y suavizan las partes del organismo que están en contacto con el exterior mucosas. Es también una enfermedad reumática, que produce dolor e hinchazón en las articulaciones. Recibe el nombre en honor al oftalmólogo sueco Henrik Sjögren.

Como los diversos síntomas y manifestaciones no siempre aparecen en todos los pacientes, el SS puede ser una enfermedad difícil de diagnosticar, ya que en la práctica, estas manifestaciones son valoradas de forma individual por especialistas distintos, en lugar de ser evaluadas en conjunto como una enfermedad. Las manifestaciones iniciales suelen ser bastante inespecíficas. La mayoría de los pacientes tienen síntomas relacionados con la disminución de la función de glándulas lagrimales y salivales

Es una enfermedad crónica de progresión muy lenta en el tiempo, por esta causa, puede haber un período de hasta 10 años entre el comienzo de los síntomas y el diagnóstico de la enfermedad.

Se reconocen dos formas distintas que sólo se distinguen en función de si la enfermedad está acompañada o no de otras enfermedades autoinmunes: el SS primario, y el SS asociado a otras enfermedades, más conocido como SS secundario.

- o El SS primario aparece sin la presencia de otra enfermedad autoinmune asociada. En el segundo, además del SS, el paciente presenta otras enfermedades autoimmunes o reumatológicas. Las más frecuentes son la artritis reumatoide (AR), el lupus eritematoso sistémico (LES), esclerodermia, dermato-polimiositis, tiroiditis o cirrosis biliar primarias, entre otras.

- o El término "SS secundario", utilizado desde hace años, está mal utilizado a causa de una mala traducción del inglés, ya que, cuando se escucha la palabra «secundario», parece que se trata de algo que no tiene importancia; por ello es preferimos hablar de "SS asociado", que quiere decir que se da conjuntamente con otras enfermedades.

Criterios diagnóstico desarrollados por el grupo de consenso europeo para el estudio del SS (GECUSS) en el 2002 son los siguientes:

1. Síntomas oculares, en función de la clínica.

2. Síntomas orales, en función de la clínica.

3. Signos oculares, en función de pruebas diagnósticas.

4. Histopatología

5. Compromiso glándulas salivares, en función de pruebas diagnósticas.

6. Autoanticuerpos frente a Ro(SSA) o La(SSB) o ambos.

La determinación de anticuerpos antinucleares suele ser el mayor dato inmunológico cuando se sospecha la existencia de una enfermedad autoinmune y su positividad forma parte de los criterios diagnósticos del y SS primario. La positividad de estos autoanticuerpos en pacientes con SS primario SSp suele ser superior al 80%.

Los anticuerpos antinucleares están presentes en el 90% de los casos de SS primario. Casi un 70% de los enfermos presentan elevación del factor reumatoide (FR) y casi un 30% crioglobulinemia.

En pacientes con sospecha clínica de SS, se consideran con una alta especificidad diagnóstica, aunque aparezcan en porcentajes variables (40-70%), según la técnica empleada. Los anti-Ro (SSA) maternos, tienen una alta relación con el bloqueo cardiaco congénito.

Otro parámetro de laboratorio característico del SS es la elevación de la velocidad de sedimentación globular (hasta el 60% de enfermos tienen elevada de VSG), sin elevación de la proteína C reactiva (PCR). Este se debe a que la elevación de VSG está relacionada con la presencia de hipergammaglobulemia, de la que no depende el valor de la PCR. En los pacientes con Ac. Anti Ro/La+, esta elevación de la VSG es aún más marcada.

Así pues, el perfil de VSG elevada, PCR normal, hipergammaglobulemia y FR positivo sería el patrón típico analítico de SS.

D) Dermatomiositis-Polimiositis

Ambas entidades clínicas se encuentran dentro del grupo de las miopatías inflamatorias caracterizadas por inflamación crónica, difusa o local de la musculatura estriada. En la polimiositis (PM) se instaura una debilidad muscular de predominio proximal, en la cintura escapular y pélvica, los músculos respiratorios, de la deglución y el miocardio. Cuando se presentan manifestaciones de piel asociadas (como el brote en heliotropo peripalpebral y las pápulas de Gottron) se le conoce como dermatomiositis (DM). Existe un subgrupo de pacientes con dermatomiositis sin miositis a los cuales se les denomina dermatomiositis amiopática, por la presencia de los hallazgos clásicos de dermatomiositis en piel, pero sin miopatía.

DM-PM es una enfermedad rara con una incidencia anual de 5-10 casos por millón, la prevalencia es de 50-90 casos por millón, tiene una incidencia bimodal, presentando los picos en la infancia (5-15 años) y en la vida adulta (30-50 años). Las mujeres se afectan más que los hombres en una proporción de 2-3. Histológicamente lo que se aprecia es un infiltrado inflamatorio predominantemente mononuclear con algunas características que permiten diferenciar la DM de la PM. En la DM el infiltrado es de tipo perivascular alrededor de los fascículos, se observan fibras necróticas en grupos y atrofia perifascicular en el 90% de los niños y 50% de los adultos. En esta, el órgano blanco son los vasos sanguíneos. En la PM el infiltrado se localiza dentro de los fascículos musculares, las fibras necróticas son escasas y esparcidas y el órgano blanco son las miofibrillas.

De acuerdo a la presencia de auto-anticuerpos, se han definido subtipos de pacientes con DM/PM.

   o   El síndrome antisintetasa (autoanticuerpos antiaminocil-tRNA), se caracteriza por fiebre, fenómeno de Raynaud, manos de mecánico, poliartritis, neumonitis intersticial y miositis.

o Pacientes con anticuerpos anti-partícula de reconocimiento de señal (anti-SRP), se observa especialmente en pacientes con PM, se presentan con debilidad marcada que progresa a marcada incapacidad y dificultad para la deambulación.

o Los anticuerpos anti Mi-2 se asocian a DM y responden generalmente a la terapia. Pueden tener un brote refractario al tratamiento en algunos casos.

E) Enfermedad mixta del tejido conectivo

El espectro clínico de las enfermedades del tejido conectivo es extremadamente diverso. Múltiples síntomas y signos podrían presentarse en diferentes combinaciones: en algunos casos se trata de combinaciones específicas de síntomas que frecuentemente se presentan juntos, en la mayoría de los casos en asociación con autoanticuerpos contra constituyentes nucleares bien caracterizados. Esto ha llevado a la definición de enfermedades específicas del tejido conectivo basada en la presencia de síntomas y signos particulares, en asociación con hallazgos serológicos específicos. Sin embargo, muchos pacientes con síntomas de enfermedad del tejido conectivo no satisfacen totalmente los criterios diagnósticos para una enfermedad específica: tales pacientes podrían estar en una etapa inicial de alguna de estas enfermedades y luego podrían desarrollar una específica. La enfermedad mixta del tejido conectivo (EMTC) es el clásico ejemplo de un síndrome indiferenciado dentro de las enfermedades del tejido conectivo. La justificación de definir a la EMTC como una enfermedad específica del tejido conectivo está basada en parte, en la presencia de autoanticuerpos a antígenos nucleares particulares, por ejemplo U_n-RNA asociado a proteínas, U_1 ribonucleoproteína nuclear pequeña (U_1-snRNP).

Las manifestaciones más importantes de la enfermedad son fenómeno de Raynaud, edema de las manos, acroesclerosis, artritis y miositis. La conjugación de por lo menos tres de estas alteraciones, con participación invariable de al menos una de las dos últimas, junto con la presencia en suero de anti-RNP a títulos mayores de 1:1,600 por hemaglutinación, han sido propuestas por Alarcón Segovia como criterios diagnósticos con alta especificidad y sensibilidad. Los pacientes pueden tener acortamiento del cabello frontal, alopecia difusa, fotosensibilidad e incluso eritema en alas de mariposa.

Sin embargo, presentan también acroesclerosis, calcinosis, microinfartos en pulpejos y afección esofágica distal, proximal o de tercio medio. Un signo cardinal es el edema de manos. Éste es más persistente del que ocurre en la fase edematosa de la esclerodermia, con dedos extremadamente gruesos. La asociación de éste con cierto grado de esclerosis y el signo de Gottron es muy característica de la enfermedad. La artritis de la EMTC es sólo superada en su gravedad y capacidad destructiva por la artritis reumatoide. Es también diferente de la del LES, aun cuando ésta sea también destructiva. Puede acompañarse de nódulos reumatoides múltiples en manos y antebrazos. Tienen también miopatía difícil de distinguir de la dermatopolimiositis y manifestaciones características como halo en heliotropo y signo de Gottron. El síndrome de Sjögren es un hallazgo constante y es probable que la EMTC sea la causa más frecuente de este síndrome en niños. La afección renal ocurre, pero es poco frecuente y en forma tardía, puede ocurrir hipertensión pulmonar que puede ser mortal.

1.2.2. Síndrome de Goodpasture

El síndrome de Goodpasture es una enfermedad autoinmune con clara preferencia por adultos jóvenes de sexo masculino (varones: mujeres = 6:1). Se expresa con hemoptisis secundaria a hemorragia alveolar y glomerulonefritis rápidamente progresiva, relacionadas con la presencia de depósitos de anticuerpos antimembrana basal alveolar y glomerular (reacción inmunológica tipo II). Las manifestaciones pulmonares son las predominantes y determinan la evolución de la enfermedad, pues corresponden con la principal causa de la muerte en estos pacientes. Existen pocas comunicaciones sobre la afección en la literatura pediátrica internacional.

Los hechos clínicos, de laboratorio y la necropsia permiten configurar el síndrome de Goodpasture. En I958 Slanion utilizó el término "síndrome de Goodpasture" al publicar la asociación entre hemorragia pulmonar y glomerulonefritis, el cual continúa siendo aplicado a pacientes con hemoptisis, signos radiológicos de enfermedad infiltrativa pulmonar difusa, anemia y fallo renal con daño glomerular. En 1964 se describieron depósitos lineales de inmunoglobulinas en el riñón de pacientes con una forma similar de presentación. Posteriormente se determinó la presencia de depósitos de inmunoglobulinas en los pulmones de pacientes con este síndrome y que ellos correspondían a anticuerpos contra la membrana basal glomerular (MBG), ubicables circulando en el suero y fijos en los tejidos.

El posible antígeno es el colágeno tipo IV de la membrana basal glomerular, que ocurriría una respuesta inmunitaria que incluiría síntesis de anticuerpos contra la membrana basal. El desarrollo de capacidad antigénica sería secundario a infecciones virales como la producida por virus influenza o cualquier otro tipo de afectación de la MBG, como inhalación de solventes volátiles de tipo hidrocarburos e ingestión de penicilamina. La teoría exclusivamente inmunológica sobre la patogenia del síndrome Goodpasture tiene debilidades, pues en algunos pacientes que corresponden al síndrome, no ha sido posible demostrar anticuerpos contra la membrana basal en el suero y en los depósitos de material inmunitario en riñones y pulmones.

La hemorragia alveolar masiva fue la causa de muerte en 30% de los pacientes de una serie en que la edad variaba de 16 a 61 años, y la sobrevida promedio desde el diagnostico fue 15 semanas. Usualmente la hemoptisis precede a la falta renal, pero esta suele ser rápidamente progresiva. La plasmaféresis se emplea con el propósito de reducir la cantidad de anticuerpos circulantes contra la membrana basal y ha producido efectos beneficiosos sobre el curso clínico de la enfermedad.

1.2.3. Vasculitis Sistémicas

El término vasculitis engloba a un grupo heterogéneo de procesos con un fondo común como es la presencia de inflamación de los vasos sanguíneos, que puede asociarse a necrosis de la pared vascular. La afectación inflamatoria vascular, muchas veces difusa, determina la aparición de sintomatología general (fiebre, astenia, afectación del estado general, etc.), que hace que sean definidas como sistémicas, y el desarrollo de manifestaciones orgánicas locales (dolor abdominal, síntomas neurológicos, compromiso renal, etc.) como consecuencia de la isquemia o el infarto visceral por oclusión de los vasos. La localización de los vasos, su diferente tamaño y la distinta histopatología, en la que predominará la lesión necrosante o la granulomatosa, constituyen características que definen los diferentes síndromes vasculíticos y permiten su individualización, aunque la clasificación actual ofrece una gran controversia. La vasculitis puede ser la única expresión de enfermedad y constituir el grupo de las vasculitis primarias - como la poliarteritis nudosa (PAN) o la granulomatosis de Wegener - o asociarse a otra entidad - como ocurre en algunos casos de artritis reumatoide, lupus eritematoso sistémico (LES), infecciones y neoplasias -, configurando entonces el grupo de las vasculitis secundarias.

Tipos de las vasculitis según su etiología:

- o Infección directa de los vasos.

      Vasculitis infecciosas: Micobacterias, espiroquetas, virus, hongos, Rickettsia, etc.

- o Lesión inmunológica.

    - o Mediadas por inmunocomplejos: P. Schönlein-Henoch, crioglobulinemia, vasculitis lúpica, vasculitis reumatoide, enfermedad del suero, vasculitis paraneoplásica, enfermedad de Behçet, eritema elevatum diatinum y algunas vasculitis asociadas a fármacos.

    - o Ataque directo de anticuerpos: Síndrome de Goodpasture (anticuerpos anti-membrana basal) y enfermedad de Kawasaki (posiblemente mediada por anticuerpos antiendotelio).

    - o Asociadas a ANCA (Pauci-inmunes): Granulomatosis de Wegener, poliangeítis microscópica, síndrome de Churg-Strauss y algunas vasculitis inducidas por fármacos.

    - o Mediadas por células: Rechazo vascular celular agudo.

- o Etiología desconocida.

    - o Arteritis de células gigantes.

    - o Arteritis de Takayasu PAN clásica.

La heterogeneidad de los síndromes vasculíticos, su solapamiento clinicopatológico y la ausencia de datos patognomónicos y de un agente etiológico reconocido para la mayoría de ellos, han dificultado sobremanera su clasificación. Actualmente, se sigue la clasificación del Chapel Hill Consensus (1994), basada en criterios clinicopatológicos con implicaciones terapéuticas. Tabla2.

Vasos grandes (aorta y sus ramas principales)
Arteritis de células gigantes (temporal)
Arteritis de Takayasu.
Vasos de mediano calibre (arterias viscerales principales)
Poliarteritis nodosa clásica
Enfermedad de Kawasaki.
Vasos pequeños (vénulas, capilares y arteriolas)
Granulomatosis de Wegener
Síndrome de Churg-Strauss.
Poliangeítis microscópica.
Púrpura de Schönlein-Henoch.
Vasculitis crioglobulinémica esencial.
Vasculitis leucocitoclástica cutánea.

Tabla 2. Clasificación de las vasculitis primarias no infecciosas según el tamaño de los vasos lesionados

A) Vasculitis de vasos grandes

Arteritis de células gigantes

Se define como la inflamación granulomatosa, focal y discontinua de arterias de mediano y gran calibre, preferentemente vasos extracraneales, entre ellos la arteria temporal. Previamente denominada arteritis temporal, o enfermedad de Horton, actualmente se considera una enfermedad sistémica que puede afectar a cualquier órgano. Cuando afecta al arco aórtico se denomina "aortitis de células gigantes". Con frecuencia aparece asociada a la polimialgia reumática.

La incidencia aumenta con la edad con un pico máximo entre los 70 y 80 años. Existe una predisposición genética hallada en individuos de la misma familia y que se ha asociado al HLA-DR4. El comienzo puede ser agudo. En ocasiones se presenta como pérdida de visión debido a una complicación isquémica. Las formas más agudas tienen un curso más agresivo y peor pronóstico. En la arteritis de células gigantes la sintomatología puede agruparse en: 1) síntomas de polimialgia reumática; 2) síntomas consitucionales (fiebres, astenia, anorexia, pérdida de peso) y 3) síntomas arteríticos, siendo la cefalea el más común. La velocidad de sedimentación globular se eleva en más del 95% de los casos pero es la biopsia de la arteria temporal lo que permite el diagnóstico definitivo de esta forma de vasculitis.

Arteritis de Takayasu

Se trata de una vasculitis crónica, granulomatosa que afecta a vasos de gran calibre: aorta y sus ramas principales, así como a la arteria pulmonar. Es más prevalente en países asiáticos, sobre todo en Japón y suele presentarse antes de los 40 años.

El Colegio Americano de Reumatología estableció en 1990 los siguientes criterios para la clasificación de esta forma de vasculitis, siendo necesarios 3 de los 6 para el diagnóstico:

1. Inicio de la enfermedad antes de los 40 años.

2. Claudicación de miembros.

3. Pulso braquial disminuido.

4. Más de 10mmHg de diferencia en la presión arterial sistólica de ambos brazos.

5. Soplo audible en la auscultación de las aterias subclavias i de la aorta abdominal.

6. Anomalía de la arteriografía: estrechamiento u colusión, habitualemte segmentario de o focal de la aorta, sus ramas principales o grandes arterias proximales de los miembros, no debidos a aterosclerosis, displasi fibromuscular ni causas parecidas.

B) Vasculitis de vasos medianos

Poliarteritis Nodosa Clásica

Se define como la afectación inflamatoria de arterias musculares medianas y pequeñas con necrosis fibrinoide. No hay afectación de arteriolas capilares ni vénulas.

El Colegio Americano de Reumatología estableció en 1990 los siguientes criterios para la clasificación de esta forma de vasculitis, siendo necesarios 3 de los 10 para el diagnóstico. Incorporan parámetros clínicos, analíticos, radiológicos e histológicos:

1. Pérdida poderal >4 kg sin otra causa.

2. Livedo reticularis.

3. Dolor testicular.

4. Mialgias ó debilidad muscular.

5. Mono-/Polineuropatía.

6. Tensión arterial diastólica > 90mmHg.

7. Uremia>40mg/dL ó cretainina sérica >1,5mg / dl

8. Presencia del antígeno de superficie ó anticuerpos frente al virus de la hepatitis B.

9. Arteriografía alterada (aneurismas).

10. Biopsia de arterias de pequeño, mediano tamaño con presencia de polimorfonucleares.

Esta clasificación no tuvo en cuenta el diagnóstico diferencial con la poliangeítis microscópica que fue incorporada 4 años más tarde en la nomenclatura de las vasculitis Chapel Hill. Esto hizo que en mucho estudios epdemiológicos se sobreestimara la incidencia de esta vasculitis.

Las arterias viscerales se afectan por orden de frecuencia: renales en el 85% de casos, coronarias en el 75%, hepáticas en el 65%, y mesentéricas en el 50%. La presentación clínica es variable desde formas agudas con compromiso orgánico o vital (derivadas del de la disfunción del órgano/territorio afecto) a formas subclínicas. A diferencia de otras vasculitis de vaso pequeño en la poliangeitis nodosa no hay afectación de capilares renales ni pulmonares, presentes en la poliangeítis microscópica, así como tampoco se asocia a anticuerpos anticitoplas de neutrófilo (ANCA). Sin tratamiento, la PAN es mortal. La hipertensión es el factor que más condiciona el pronóstico.

Se detecta la presencia de HBsAg(+) en un 30% de casos.

Enfermedad de Kawasaki

La enfermedad de Kawasaki (EK) se caracteriza por ser una vasculitis sistémica que afecta a vasos pequeños y medianos. Aumenta la con permeabilidad vascular mediada por el factor de crecimiento del endotelio vascular (FCEV). El FCEV, también conocido como factor de permeabilidad vascular, es un regulador importante de la angiogénesis y la permeabilidad vascular. Se ha demostrado que los niveles de FCEV son significativamente superiores en los pacientes afectados por la EK.

La prevalencia de la EK es más elevada en países asiáticos y afecta sobre todo a niños menores de 5 años. Se trata de un síndrome ganglionar mucocutáneo autolimitado y la gravedad que alcance depende del grado de afectación cardíaca. Cursa con fiebre alta, eritema y edema en manos pies, exantema polimorfo, conjuntivitis bilateral, cambios en labios (secos, fisurados) y mucosa oral (lengua aframbuesada, eritema difuso de la mucosaa), adenopatías cervicales de más de 1,5 cm de diámetro. La enfermedad se desarrolla en 3 etapas: aguda febril, sudaguda y de convalecencia, siendo en ésta última en la que aparecen aneurismas coronarios.

Las pruebas de laboratorio en la EK son inespecíficas: elevación d reactantes de fase aguda, elevación de enzimas hepáticos, alteración del perfil lipídico.

C) Vasculitis de vasos pequeños

Granulomatosis de Wegener

La granulomatosis de Wegener (GW) es una vasculitis sistémica de vasos pequeños de etiología desconocida. En el Consenso de Chapel Hill de 1994 se definió como una inflamación granulomatosa que afecta a las vías respiratorias con vasculitis necrotizante que afecta a vasos de pequeño y mediano calibre (capilares, vénulas, arteriolas y arterias). La existencia de una glomerulonefritis necrotizante es frecuente.

Afecta por igual a ambos sexos y se presenta sobre la cuarta década de la vida. Los síntomas respiratorios más frecuentes (disnea, tos y hemoptisis) se deben a la presencia de infiltrados pulmonares con tendencia a la cavitación, detectables en una radiografía o TAC de tórax. La afectación renal cursa con proteinuria, microhematuria, hipertensión arterial y un rápido deterioro de la función renal. Otros órganos y sistemas que se ven afectados en GW son: ojos (masas orbitarias y escleritis); oídos (pérdida de la audición), compromiso nasal en >del 90% de los casos (rinitis, inflamación cartilaginosa con colapso y perforación nasal), síntomas sistémicos (fiebre), del sistema nervioso central y periférico (neuritis de pares craneales y mononeuritis múltiple).

Existen 2 formas de presentación: una limitada, no renal o patérgica, que representa el ¼ de los casos y otra clásica.

El curso de la enfermedad es variable desde una evolución muy benigna hasta muy agresiva, que pone en peligro la vida del paciente. La mortalidad se presenta principalmente por Insuficiencia renal, enfermedad pulmonar e infecciones. Las cifras de morbimortalidad pueden estar afectadas por el retardo diagnóstico.

El diagnóstico diferencial incluye lesiones granulomatosas de tipo: tuberculosis, micosis, etc, y la granulomatosis linfomatoide (GL).

Los anticuerpos anticitoplasma de neutrófilos con patrón citoplasmático (c-ANCA) son positivos en el 93 % de casos cuando la enfermedad está activa. Los c-ANCA característicos de la GW son anticuerpos dirigidos contra la proteinasa serina 3 de los gránulos azurófilos del neutrófilo (PR-3). Pueden llegar a negativizarse en las remisiones. También se han usado otros anticuerpos como los AECAS (anticuerpos anticélulas endoteliales) que inducen la expresión de diversa molécula de adhesión como la E-selectina, ICAM-1, VCAM-1 así como las interleukinas 1, 6 y 8.

Síndrome de Churg-Strauss

La forma clásica del síndrome de Churg-Strauss se define por la asociación de vasculitis sistémica necrotizante con afectación pulmonar, esplénica, miocárdica, nervio periférico y piel. La vasculitis afecta a vasos de diverso calibre: arterias de tamaño desde grande o mediano hasta arteriolas, capilares, vénulas y venas, granulomas eosinofílicos (más frecuentes en pulmón, intravasculares y extravasculares) e infiltrados eosinofílicos en diversos órganos, todo ello asociado a hipereosinofília, alergia y asma. Cada vez con mayor frecuencia se describen "formas parciales" que no cumplen la triada o que están limitadas a un órgano.

El Colegio Americano de Reumatología estableció 5 criterios diagnósticos para el síndrome de Churg-strauss, llegando a 85% de sensibilidad y 92% de especificidad en el diagnóstico si se cumplen 4 de ellos:

1. Asma.
2. Eosinofilia >10%.
3. Mono-/polineuropatía.
4. Infiltrados pulmonares transitorios.
5. Anormalidades en los senos paranasales.
6. Biopsia de una arteria arteriola o vénula con acúmulo de eosinófilos en áreas extravasculares.

Los anticuerpos anticitoplasma de neutrófilos con patrón periférico (p-ANCA) son positivos en un 75 % de casos. En este caso, de especificidad antimieloperoxidasa (MPO).

Poliangeítis microscópica (PAM o Angeítis por hipersensibilidad o vasculitis leucocitoclástica)

Constituye junto con las anteriores vasculitis descritas de vasos pequeños (GW y Churg-Strauss) el grupo de vasculitis asociadas a ANCA. Es la forma más frecuente de vasculitis en mayores de 65 años. Se define como una vasculitis necrotizante sistémica de pequeño vaso que afecta arteriolas, capilares y vénulas.

Las manifestaciones clínicas más frecuentes de la PAM de mayor a menor frecuencia de aparición son:

- o Nefropatía con glomerulonefritis necrotizante de progresión rápida.
- o Cutáneas: púrpura palpable.
- o Polineuropatía o mononeuritis múltiple.
- o Hemoptisis por hemorragia alveolar secundaria a capilaritis pulmonar.

Los p-ANCA son positivos en el 70 % de los casos y hasta en un 15% se han asociado a c-ANCA. El diagnóstico de sospecha está basado en la clínica, pruebas de laboratorio sugerentes de enfermedad inflamatoria (VSG, PCR) y ANCA (aunque un resultado negativo no excluye su diagnóstico). La confirmación diagnóstica es histopatológica de los órganos afectados.

Púrpura de Schönlein-Henoch

Es una vasculitis de pequeño vaso (arteriolas, capilares y vénulas) con depósito de inmunocomplejos, predominantemente de tipo Ig A. Es la vasculitis sistémica más frecuente de la infancia con un muy buen pronóstico (el 50 % se siguen remisión espontánea).

El origen es desconocido. La mayoría de los pacientes (75%) tienen menos de 10 años. Las manifestaciones clínicas comprenden púrpura en extremidades inferiores, glomerulonefritis, dolor abdominal y artralgias. Las manifestaciones renales (70 %) son variables: hematuria leve, proteinuria leve o síndrome nefrótico con insuficiencia renal grave.

El diagnóstico de la púrpura de Schönlein-Henoch es clínico. Desde el punto de vista de las pruebas de laboratorio se pueden ver alterada la VSG, presentar una anemia secuandaria a pérdidas digestivas o renales y en dos tercios de los pacientes hay trombocitosis. La afectación renal de este síndrome se muestra con microhematuria y proteinuria. En casos graves se eleva la urea y creatinina en suero. La mitad de los pacientes presentan niveles elevados de IgA en la fase aguda de la enfermedad, con inmunocoplejos circulantes. En una proporción elevada de pacientes se existe un título elevado de anticuerpos antiestreptolisina O.

Vasculitis por crioglobulinas

Las crioglobulinas son complejos de una o más inmunoglobulina que precipitan a una temperatura (4ºC) y se vuelven a solubilizar cuando aumenta la temperatura (30ºC).

Las **vasculitis por crioglobulinas** son vasculitis de pequeño vaso (sólo arteriolas, capilares y vénulas) con depósito de crioglobulinas en las paredes vasculares y presencia de éstas circulando en suero.

Existen tres tipos de crioglobulinemias:

- o En la crioglobulinemia tipo I sólo se detecta una inmunoglobulina, de origen monoclonal. Se asocia a neoplasias hematopoyéticas (mieloma múltiple y macroglobulinemia de Waldenstrom).

- o En la crioglobulinemia tipo II se dan complejos formados por dos inmunoglobulinas, siendo lo más frecuente una IgM monoclonal más IgG policional. La mayor parte de los casos son primarios (crioglobulinemia mixta esencial).

- o En la crioglobulinemia tipo III los complejos son de dos inmunoglobulinas, ambas policlonales. Generalmente es secundaria a infecciones, procesos linfoproliferativos, enfermedades autoinmunes, etc.

- o La crioglobulinemia mixta esencial es un cuadro clínico similar a la púrpura de Schönlein-Henoch, pero con una edad media de 50 años. Se aprecia debilidad, púrpura en extremidades inferiores, artralgias, hepatoesplenomegalia, adenopatías y glomerulonefritis con depósito de crioblobulinas en vasos y glomérulos, detectables con inmunofluorescencia.

La mayoría de los pacientes tienen asociada una infección por el virus de la hepatitis C.

Vasculitis leucocitoclástica cutánea

Es una vasculitis con afectación exclusivamente cutánea, apreciándose inflamación en capilares y vénulas postcapilares dérmicos. Se atribuye a un fenómeno de hipersensibilidad pero en la mayoría de los casos no se identifica el factor que lo desencadena. Los fármacos y las infecciones son los agentes más frecuentes. La principal manifestación clínica es una púrpura palpable que aparece de forma simétrica sobre todo en miembros inferiores y empeora con la actividad física.

Es preciso realizar un diagnóstico diferencial cuando aparezcan inmunocomplejos con la púrpura de Schönlein-Henoch y la crioglobulinemia. Si se aprecian ANCA, hay que hacer el diagnóstico diferencial con la enfermedad de Wegener, la poliangeítis microscópica y la enfermedad de Churg-Strauss.

D) Enfermedad de Behçet

El síndrome de Behcet (también Behçet) es una enfermedad reumática crónica que causa una inflamación de los vasos sanguíneos (vasculitis) de causa desconocida, que puede afectar a casi cualquier parte del organismo (distribución generalizada o sistémica) y está catalogada como una enfermedad rara. Habitualmente afecta a los pequeños capilares y ocasionalmente a algunas venas y arterias.

Se desarrolla en personas genéticamente predispuestas (asociadas al HLA-B51) que se ven expuestas a algún agente externo, probablemente una infección.

La enfermedad de Behçet tiene una incidencia muy baja y un curso crónico. Causa úlceras en la boca en forma de llagas dolorosas, úlceras genitales e inflamación ocular. También puede causar varios tipos de lesiones en la piel, inflamación de las articulaciones (artritis), inflamación intestinal con diarrea e inflamación del sistema nervioso, tanto central (cerebro, cerebelo, tronco cerebral, médula espinal, meninges) como de los nervios periféricos (brazos y piernas).

1.2.4. *Síndrome antifosfolípido*

El síndrome antifosfolípido o síndrome del anticuerpo antifosfolípido (SAF) es un desorden de coagulación.

En ausencia de otros procesos autoinmunes se le denomina SAF primario Es común la coexistencia con otras enfermedades autoinmunes (SAF secundario) Además hay una variante rara y de alta tasa de mortalidad, el SAF catastrófico, en la que se produce una múltiple y rápida trombosis y disfunción de los órganos.

La presencia de los anticuerpos sin clínica asociada no define al SAF (sólo un 30% de los pacientes con anticuerpos antifosfolípido presentan manifestaciones clínicas). Las manifestaciones clínicas son múltiples y evidencian los acontecimientos trombóticos a nivel venoso, arterial y en pequeños vasos; destacándose manifestaciones cutáneas, cardiovasculares, neurológicas, ginecoobstétricas, respiratorias, renales y hematológicas.

Los criterios clasificatorios del SAF actualmente aceptados son los siguientes:

Criterios clínicos

- o Fenómenos trombóticos: uno o más episodios clínicos de trombosis arterial, venosa o de pequeño vaso en cualquier organo o tejido.

- o Manifestaciones obstétricas

  - o Una o más muertes idiomáticas de un feto morfológicamente normal a partir de las 10 semanas de gestación.

  - o Uno o más nacimientos prematuros de un neonato morfológicamente normal a partir de las 34 semanas de gestación, debidos a preeclampsia o eclampsia grave, o a una insuficiencia placentaria grave.

  - o Tres o más abortos idiomáticos consecutivos antes de las 10 semanas de gestación.

Criterios de laboratorio

- o Anticuerpos anti-Cardiolipina (aAC) de isotipo IgG y/o IgM en sangre, presentes a título moderado o alto, en dos o más ocasiones, separadas al menos 12 semanas, determinadas mediante técnica de ELISA para aAC dependientes de β_2GPI.

- o Anticoagulante lúpico presente en plasma en 2 o más ocasiones separadas al menos 12 semanas, determinados de acuerdo con las directrices de la Sociedad Internacional de Trombosis y Hemostasia.

o   Anticuerpos anti-β_2 Glicoproteína I de isotipo IgG y/o IgM en sangre, presentes a título moderado o alto, es 2 o más ocasiones separadas al menos 12 semanas, determinados mediante técnica de ELISA.

La clasificación definitiva se establece con la presencia de un criterio clínico y un criterio de laboratorio. Debe evitarse la clasificación como SAF si entre el episodio clínico y la determinación positiva de los anticuerpos antifosfolípido han trascurrido menos de 12 semanas o más de 5 años.

Estos criterios son solamente clasificatorios y aún no se han validado de forma prospectiva. Por ello, el diagnóstico de SAF debería tener en cuenta también otros criterios clínicos (lesiones valvulares cardíacas, livedo reticularis...) y de laboratorio (trombocitopenia y/o anemia hemolítica).

1.2.5.   Artritis reumatoide

La artritis reumatoide (AR) es una enfermedad sistémica autoinmune, caracterizada por provocar inflamación crónica principalmente de las articulaciones, que produce destrucción progresiva con distintos grados de deformidad e incapacidad funcional. En ocasiones, su comportamiento es extraarticular: puede causar daños en cartílagos, huesos, tendones y ligamentos de las articulaciones pudiendo afectar a diversos órganos y sistemas, como ojos, pulmones y pleura, corazón y pericardio, piel o vasos sanguíneos. Aunque el trastorno es de causa desconocida, la autoinmunidad juega un papel primordial en que sea una enfermedad crónica y en la forma como la enfermedad progresa.

Aproximadamente 1% de la población mundial está afectada por la AR, siendo las mujeres tres veces más propensas a la enfermedad que los hombres. La edad de aparición suele ser entre los 40 y 50 años, sin embargo, puede aparecer a cualquier edad. La AR puede llegar a ser una enfermedad muy dolorosa e incapacitante.

La AR es una enfermedad con un espectro clínico muy amplio y variado, el mayor porcentaje de los afectados se quedan en la forma más leve de la enfermedad que precisan escaso tratamiento y compatibles con una vida completamente normal, las formas más graves de AR pueden llegar a acortar la esperanza de vida del paciente, dado que, sobre todo en procesos de larga duración, como en la mayoría de enfermedades crónicas que afectan al aparato músculo-esquelético, existe probabilidad de que surjan complicaciones secundarias.

En cualquier caso, la enfermedad dejada a su evolución sin tratamiento, tiene mal pronóstico y acaba produciendo un importante deterioro funcional de las articulaciones afectadas. Es muy importante el diagnóstico precoz de cara a iniciar el tratamiento lo antes posible, ya que los dos primeros años de la evolución de la enfermedad son claves y un control adecuado en este momento mejora el pronóstico funcional de estos pacientes. Es más probable que se presente la remisión en el primer año y la probabilidad disminuye con el tiempo. Entre 10 y 15 años después de un diagnóstico, cerca del 20% de las personas presentan remisión. Más de la mitad (50 al 70%) de las personas afectadas pueden trabajar a tiempo completo. Después de los 15 ó 20 años, el 10% de los pacientes llega a estar severamente discapacitado y son incapaces de realizar tareas sencillas de la vida diaria. La expectativa de vida promedio para un paciente con este tipo de artritis puede verse reducida entre 3 y 7 años y quienes presentan formas severas de esta artritis pueden acortarse de 10 a 15 años. Gracias a las mejoras en el tratamiento para la AR, la discapacidad severa y las complicaciones potencialmente mortales parecen estar disminuyendo.

Los nuevos criterios del 2010 para el diagnóstico de la AR elaborados por el Colegio Americano de Reumatología sólo se aplicarán a una determinada población diana que debe tener las siguientes características:

- o Presentar al menos 1 articulación con sinovitis clínica (al menos una articulación inflamada) y que dicha sinovitis no pueda explicarse por el padecimiento de otra enfermedad.

- o Tener una puntuación igual o superior a 6 en un sistema de puntuación que considera la distribución de la afectación articular, serología del factor reumatoide (FR) y/o anticuerpos anti-Péptido Cíclico Citrulinado (aCCP), aumento de los reactantes de fase aguda y la duración igual o superior a 6 semanas.

AFECTACIÓN ARTICULAR	
1 articulación grande afectada	0
2-10 articulaciones grandes afectadas	1
1-3 articulaciones pequeñas afectadas	2
4-10 articulaciones pequeñas afectadas	3
> 10 articulaciones pequeñas afectadas	5
SEROLOGÍA	
FR y aCCP negativos	0
FR y/o aCCP positivos bajos (< 3 VN)	2
FR y/o aCCP positivos alto (> 3 VN)	3
REACTANTES DE FASE AGUDA	
VSG y PCR normales	0
VSG y/o PCR elevadas	1
DURACIÓN	
<6 semanas	0
≥6 semanas	1

1.3 Sospecha diagnóstica

Como hemos podido ver las enfermedades autoinmunes sistémicas se caracterizan porque la mayoría de los pacientes presentan más de un síntoma o signo característicos además de unas alteraciones analíticas concretas. El conocimiento de estas manifestaciones es básico para que el clínico sospeche de la presencia de una enfermedad autoinmune sistémica y en base a ello inicie el estudio clínico y analítico.

A continuación se presentan de forma resumida las manifestaciones clínicas y los resultados analíticos comunes sobre los que se basan la sospecha diagnóstica de una enfermedad autoinmune sistémica.

o Signos y síntomas

- o Fiebre o febrícula persistente

- o Astenia, anorexia y pérdida de peso

- o Poliartritis

- o Trombosis

- o Fenómeno de Raynaud

- o Lesiones cutáneas (exantema facial, púrpura petequial, vasculitis)

- o Sequedad mucocutánea

- o Uveítis.

o Alteraciones analíticas

- o Aumento de los reactantes de fase aguda: VSG, PCR

- o Leucopenia y/o linfopenia

- o Anemia por enfermedad crónica

- o Anemia hemolítica

- o Trombocitopenia

- o Alteración de la función renal y/o del sedimento

- o Alteración de la función hepática y muscular

- o Hipergammaglobulinemia policlonal.

Capítulo 2

Preanalítica

Mª José López García, Antonia Osuna Molina y Marta Cárdenas Povedano

2.1   Solicitud analítica

Ante la sospecha de una enfermedad autoinmune sistémica, proponemos la solicitud analítica de un perfil inmunológico básico que incluya:

- o   Anticuerpos antinucleares (ANA).
- o   Factor reumatoide (FR).
- o   Dosificación de los valores de complemento (C_3, C_4 y CH_{50}).

La determinación inicial de estos 3 parámetros es la combinación que tiene una mayor eficacia, tanto en el cribado inicial, como en la confirmación de la sospecha o presencia de este tipo de enfermedades.

A continuación, basándose en los criterios diagnósticos expuestos en el capítulo anterior, el clínico debe solicitar el perfil más adecuado para cada enfermedad en concreto. Nuestro grupo de trabajo ha seleccionado los parámetros con mayor sensibilidad y especificidad diagnóstica de cada enfermedad autoinmune sistémica, calificándolos de primera, segunda o tercera elección en función de su importancia, y según sean sólo para el diagnóstico inicial como también de pronóstico y seguimiento de la enfermedad

(Tabla3). En muchos laboratorios estos parámetros ya están protocolizados por perfiles o grupos para cada sospecha diagnóstica e incluso funcionan como algoritmos, es decir, se van realizando de forma secuencial, en cascada, según la validación y criterio del analista, permitiendo así una mayor eficiencia diagnóstica y económica.

2.2   Obtención de los especímenes

2.2.1.   Sangre

Extracción: la punción venosa es la forma más corriente de obtener sangre para análisis.

- o   Por lo general se escoge una vena del pliegue del codo, con el brazo del paciente en extensión.

- o   Es necesario aplicar un torniquete al brazo, por encima del sitio donde se va a puncionar, para provocar distensión venosa, pero este debe mantenerse el menor tiempo posible, pues puede provocar modificaciones importantes en los valores de algunos parámetros.

- o   La aguja debe poseer un diámetro apropiado (0,8 a 1,1 mm para adultos), si se emplea una aguja de calibre muy pequeño provocaría hemólisis.

Llenado de los tubos

- o   Al finalizar la extracción se separará la aguja de la jeringa y se procederá a verter la sangre con suavidad por las paredes internas de cada tubo, evitando la formación de espuma, pues también favorece la hemólisis. En el caso de que se emplee el sistema de tubos al vacío, este paso se obvia.

Tipos de tubos

Con gelosa

- o   Los parámetros de Inmunología (anticuerpos, proteínas...) y de Bioquímica General (enzimas, metabolitos, iones...) se determinan en suero (plasma libre de fibrinógeno), por lo que la sangre tan sólo necesita un tubo seco o bien con gelosa para favorecer la coagulación.

- o   Generalmente el código de color del tapón de Inmunología es amarillo, para facilitar la distribución interna en el laboratorio, separada de la Bioquímica General, a la que se le suele asignar el tapón de color marrón.

- o   Los tubos de suero han de ser los primeros en llenarse con la sangre para evitar la posible contaminación con los anticoagulantes de los siguientes tubos.

- o   Si se ha solicitado la determinación de crioglobulinas, la extracción se ha de hacer a 37ºC, para lo cual se habrá de mantener la jeringa y tubo en estufa una media hora antes. El tapón y tubo se rotularán de forma diferenciada para que se siga el protocolo específico para este tubo.

Con anticoagulantes

- o En el caso de que se desee obtener plasma, o trabajar con sangre completa, es necesario emplear un anticoagulante. El citrato de sodio es el agente quelante del calcio iónico que se emplea para las determinaciones de Coagulación y de VSG, y la sal disódica o dipotásica del ácido etilén diaminotetraacético (EDTA) es el quelante empleado en Hematología.

- o El código de color del tapón de los tubos de Coagulación es azul, el de VSG negro, y el de Hematología lila.

- o La mezcla con la sangre debe ser adecuada, invirtiendo el tubo unas 3 veces de forma suave. Si la mezcla se realiza de manera enérgica, se corre el riesgo de provocar hemólisis; en cambio, si es insuficiente, provocará que la muestra se coagule.

- o La proporción entre el especímen y el anticoagulante debe ser respetada. Una proporción incorrecta, es causa de serios errores en los resultados, por tanto, el volumen de anticoagulante que llevan los tubos no ha de ser manipulado y la cantidad de sangre con que se llenen ha de ser exacta, enrasarse hasta la señal que llevan dibujada.

Precentrifugación

- o Un aspecto importante para la obtención de suero es la fase de precentrifugación, consiste en que antes de centrifugar los especímenes de sangre debemos esperar que se complete la formación del coágulo a temperatura ambiente (18-24ºC) para la obtención de suero, aproximadamente 20 minutos desde la extracción de la muestra.

- o Para la determinación de crioglobulinas, este proceso se hará dentro de la estufa o baño maría, a 37ºC.

2.2.2. Orina

- o El espécimen de orina suele obtenerse por micción espontánea, y recogerse la porción media del chorro. Se prefiere la primera micción de la mañana, y tras lavado de los genitales con agua y jabón

- o En el caso de los niños pequeños, es usual recurrir a bolsas colectoras de plástico que se colocan sobre el área genital, luego del aseo adecuado de esta área.

- o También se puede obtener mediante una sonda vesical.

2.3 Centrifugación

La centrifugación se utiliza en la sangre para separar dos fases (suero ó plasma de las células) y en otros líquidos (orina, líquidos corporales...) para la obtención del sedimento ó del sobrenadante.

Es fundamental observar el principio del "equilibrio"; para ello se colocarán tubos y/ó cubetas transportadoras de igual peso, forma y tamaño que los del recipiente de la muestra en posiciones opuestas en la cabeza de la centrífuga, buscando una disposición geométricamente simétrica (utilizando tubos llenos de agua en caso necesario).

Los laboratorios deberían utilizar centrífugas con control de la temperatura, ya que éstas pueden generar un calor interno inapropiado para la estabilidad de la magnitud a determinar.

2.3.1. Sangre

- o   Para la preparación de suero ó plasma, la sangre se centrifuga antes de 1-2 horas desde su recogida durante 10 minutos aproximadamente a una fuerza de centrifugación relativa (F.C.R.) de 850 a 1000 g, manteniendo los recipientes contenedores cerrados durante todo el proceso para evitar la evaporación del agua plasmática ó sérica.

  FCR = $1,118 \times 10^{-5} \times R \times V^2$, donde R = Radio (en cm) y V= Velocidad (en revoluciones por minuto).

  Las centrífugas modernas permiten seleccionar tanto r.p.m. como FCR.

- o   El tubo de las Crioglobulinas se ha de centrifugar sin refrigeración, procurando una temperatura de 20+/-5 ºC.

2.3.2. Orina

- o   Mezclar y homogenizar el especímen.

- o   Verter 10 ml en tubo cónico, inerte y de plástico, si es que no llega al laboratorio ya en ese recipiente.

- o   Realizar previamente si lo solicitan la determinación de los parámetros elementales mediante la introducción de la tira diagnóstica.

- o   Centrifugar durante 5 minutos, a 450 g de FCR.

2.4   Almacenamiento

Si la determinación de los analitos no se va a realizar de inmediato los especímenes se han de guardar en tubos apropiados, rotulados de forma correcta, con un cierre hermético y conservarlos a una temperatura adecuada.

Refrigeración

- o   Aproximadamente a partir de 4 horas desde la extracción, es necesario guardar los especímenes en la nevera (a 4-6 ºC).

  - o   Los sueros para la determinación de crioglobulinas han de permanecer refrigerados desde la centrifugación hasta su determinación, no se debe romper la cadena de frio.

- o Los sueros pueden permanecer viables en refrigeración hasta 1 semana.

- o Las muestras de plasma tan sólo se conservan hasta 24 h en estas condiciones.

- o A partir de estos periodos las muestras necesitan congelarse para su correcto almacenamiento.

Congelación

- o Los tubos con plasma si van a tardar más de un día en procesarse han de separarse la fase plasmática a tubos de plástico independientes, para evitar contaminaciones hemáticas.

- o Las muestras se mantienen congeladas (≤−20°C) durante un periodo de tiempo bastante prolongado (aprox. 3 meses, variable dependiendo del parámetro que estamos estudiando).

- o Si las muestras son sucesivamente congeladas y descongeladas, se pueden obtener resultados falsos positivos y negativos.

SOSPECHA DIAGNÓS-TICA	TIPO DE MUESTRA	PERFIL ANALÍTICO:		
		1ª Elección Diagnóstico, Pronóstico	2ª Elección Diag. Pronóstico Seguimiento	3ª Elección
Enfermedades del tejido conjuntivo				
Lupus Eritematoso Sistémico	🟡 Sangre en tubo con gelosa. Centrifugar. No hemólisis. 🟣 Sangre en tubo con EDTA. Mezclar. No coágulos. 🔵 Sangre en tubo con Citrato sódico. Mezclar. No coágulos. Centrifugar.	🟡 C_3, C_4, CH_{50}, FR ANA	🟡 Anti-DNAds Anti-Histonas Anti-ENA: Sm, Ro, La	**Complementario** 🟡 Anti-ENA y otros: U_1RNP, Ribosomal PCNA, Ku, HMG-17 HnRNP-A_1 HSP-90 🟡 Anti-CL 🔵 AL 🟡 Anti-ß$_2$-GPI Riesgo relativo 🟣 HLA-DR2,3
Esclerosis Sistémica		🟡 ANA	🟡 Anti-ENA: Scl-70, Centrómero Anti-DNAss Anti-Histonas	**Complementario** 🟡 Anti-ENA y otros: PM-Scl Fibrilarina RNA pol I, II, III U_1-RNP Th/To NOR-90

Tabla 3. Resumen de los perfiles analíticos de solicitud y procedimientos de toma de muestras para las enfermedades autoinmunes sistémicas

SOSPECHA DIAGNÓS-TICA	TIPO DE MUESTRA	PERFIL ANALÍTICO:		
		1ª Elección Diagnóstico, Pronóstico	2ª Elección Diag. Pronóstico Seguimiento	3ª Elección
Enfermedades del tejido conjuntivo				
Síndrome Sjögren	🟡🔴 Sangre en tubo con gelosa. Centrifugar. No hemólisis. ☀️ Sangre extraída a 37ºC, en tubo con gelosa. Centrifugar. Mantener a 4ºC. 🟣 Sangre en tubo con EDTA. Mezclar. No coágulos. ⚫ Sangre en tubo con Citrato sódico. Mezclar. No coágulos.	⚫VSG 🟣Hemograma 🟡Proteinograma ☀️Crioglobulinas 🟡PCR 🟡FR 🟡ANA 🟡Anti-ENA: Ro,La		**Complementario** 🟡Anti-ENA y otros: Ku Ki/SL HMG NOR-90 p80-coilin HSP-90 NuMA **Riesgo relativo** 🟣HLA-B8, DR3, Dw52
Polimiositis-Dermato-miositis		🔴CPK, Aldolasa, GOT/GPT, LDH. 🟡ANA	🟡Anti-ENA: PM-scl, Jo1, Mi2 SRP	**Complementario** 🟡Anti-ENA y otros: PL-7, PL-12 EJ OJ Ku
Enf. Mixta Tejido Conjuntivo		🟡 FR ANA	🟡 Anti-U₁RNP	**Riesgo relativo** 🟣HLA-DR2,4

Tabla 3 continuación. Resumen de los perfiles analíticos de solicitud y procedimientos de toma de muestras para las enfermedades autoinmunes sistémicas

SOSPECHA DIAGNÓS-TICA	TIPO DE MUESTRA	PERFIL ANALÍTICO:		
		1ª Elección Diagnóstico, <u>Pronóstico</u>	2ª Elección Diag. <u>Pronóstico</u> Seguimiento	3ª Elección
Good-pasture			● Anti-MGB	● **Riesgo rel.** HLA B7, DR2
Vasculitis sistémicas				
G. Wegener	● Sangre en tubo con gelosa. Centrifugar. No hemólisis. ☀ Sangre extraída a 37ºC, en tubo con gelosa. Centrifugar. Mantener a 4ºC. ● Sangre en tubo con EDTA. Mezclar. No coágulos. ● Sangre en tubo con Citrato sódico. Mezclar. No coágulos. Centrifugar. ● Sangre en tubo con Citrato sódico. Mezclar. No coágulos. ○ Orina recogida en vaso. Mezclar y verter en tubo. Introducir tira y centrifugar.	○ Sistemático y Sedimento en orina ● VSG ● Hemograma citología sp. ● TP, TTPa ● Proteinogr. ● IgE ● ANCA	● Anti-PR-3	**Riesgo relativo** ● HLA DR2
Ch-Strauss Poliangeítis microscópica			● Anti-MPO	
Poliarteritis Nodosa			● Anti-MGB HBsAg	
Crioglo-bulinemia			☀ Crioglobulina ● IgA, IgG, IgM ● C_3, C_4, CH_{50} ● VHC	**Complementario** ● FR
Kawasaki			● FCEV	
Púrpura Henoch-Schönlein			● IgA	
Arteritis Células Gigantes				**Riesgo relativo** ● HLA DR4
Behçet				**Riesgo relativo** ● HLA-B51

Tabla 3 continuación. Resumen de los perfiles analíticos de solicitud y procedimientos de toma de muestras para las enfermedades autoinmunes sistémicas

SOSPECHA DIAGNÓS-TICA	TIPO DE MUESTRA	PERFIL ANALÍTICO:		
		1ª Elección Diagnóstico, <u>Pronóstico</u>	2ª Elección Diag. <u>Pronóstico</u> <u>Seguimiento</u>	3ª Elección
Síndrome Anti FosfoLípido	● Sangre en tubo con gelosa. Centrifugar. No hemólisis.	● Anti-CL ● AL ● Anti-ß$_2$-GPI		
Artritis Reumatoide	● Sangre en tubo con EDTA. Mezclar. No coágulos. ● Sangre en tubo con Citrato sódico. Mezclar. No coágulos. Centrifugar. ● Sangre en tubo con Citrato sódico. Mezclar. No coágulos. ✿ Otros	● Hemograma ● <u>FR</u> ● <u>Anti-CCP</u>	● VSG ● Fibrinógeno ● Proteinogr. ● PCR ● C$_3$, C$_4$, CH$_{50}$ ● ANA, ANCA ✿ Líq. sinovial	**Riesgo relativo** ● HLA-DR4

ANA: anticuerpos anti-nucleares. **Anti-DNA ds y ss**: anticuerpos anti-ácido desoxirribonucleico de doble cadena y cadena simple. **ENA**: anticuerpos anti-nucleares extraíbles. **ANCA**: anticuerpos anti-citoplasma de neutrófilos. **Anti-PR3**: anticuerpos anti-proteasa 3. **Anti-MPO**: anticuerpos anti-mieloperoxidasa. **Anti-MBG**: anticuerpos anti-membrana basal glomerular. **FCEV**: factor de crecimiento del endotelio vascular. **Anti-CL**: anticuerpos anti-cardiolipina. **Anti-ß$_2$-GPI**: anticuerpos anti- ß$_2$-glicoproteína-I. **AL**: anticoagulante lúpico. **VSG**: velocidad de sedimentación globular. **PCR**: proteína C reactiva. **PT**: tiempo de protrombina. **TTPa**: tiempo de tromboplastina activado. **Anti-CCP**: anticuerpos anti-péptido cíclico citrulinado. **FR**: factor reumatoide. **IgG**: inmunoglobulina G. **IgM**: inmunoglobulina M. **IgA**: inmunoglobulina A. **IgE**: inmunoglobulina E. **C$_3$, C$_4$**: factores del complemento. **CH$_{50}$**: capacidad hemolítica del factor de complemento C$_{50}$. **CPK**: creatin fosfokinasa. **GOT**: glutamato oxalacetato transferasa. **GPT**: glutamato piruvato transferasa. **LDH**: lactato deshidrogenasa. **HBsAg**: antígeno de superficie del virus de la hepatitis B. **VHC**: virus de hepatitis C.
Ver tabla 4 para los tipos de ANA y ENA.

Tabla 3 continuación. Resumen de los perfiles analíticos de solicitud y procedimientos de toma de muestras para las enfermedades autoinmunes sistémicas

Capítulo 3

Técnicas de laboratorio en autoinmunidad

Mª José López García, Antonia Osuna Molina y Marta Cárdenas Povedano

3.1   Anticuerpos en las enfermedades del tejido conjuntivo

Una característica de las enfermedades autoinmunes sistémicas, es la presencia de autoanticuerpos frente a antígenos de localización intracelular y no específicos de órgano.

El inmunoanálisis constituye la técnica básica en el laboratorio de Autoinmunidad. A diferencia de los otras áreas del Laboratorio Clínico en el que se emplean inmunoanálisis, en autoinmunidad se utiliza para determinar anticuerpos (autoanticuerpos) y no antígenos. Por este motivo son necesarios antígenos lo más parecidos a su estado nativo como reactivos.

Bajo la denominación genérica de Anticuerpos Antinucleares ó ANA se agrupan los autoanticuerpos dirigidos frente a antígenos del núcleo celular, aunque con la misma denominación se definen con frecuencia a algunos que reconocen antígenos de localización citoplásmica, agrupados en los antígenos extraíbles del núcleo (ENA) (Ilustración 2).

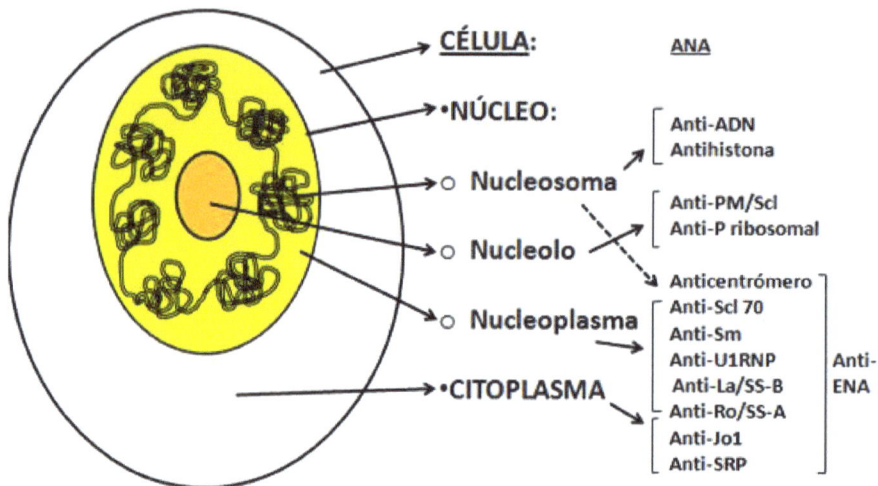

Ilustración 2. Estructuras celulares que generan autoanticuerpos en las enfermedades del tejido conjuntivo

Los antígenos diana suelen ser moléculas muy conservadas a lo largo de la evolución, como el ADN, las histonas y ciertas enzimas intranucleares que participan en la replicación del ADN, la transcripción del ADN o la traducción de los ARN mensajeros (Tabla 4).

ESTRUCTURA CELULAR	ANTÍGENO	ANTICUERPO
NUCLEOSOMA	Cromatina	
	ADN doble cadena	Anti-ADNds
	ADN cadena sencilla	Anti-ADNss
	ADN nativo (doble cadena)	Anti-ADNn
	H1, H2A, H2B, H3, H4, H5 DNP=[H2A-H2B]-ADN	Antihistona
NUCLEOLO	rADN ⟶ ARN	
	p100	Anti-PM/Scl
	ARN polimerasa I	Anti-ARN polimerasa I
	rRNA 2'-Ometiltransferasa, componente principal de U3-RNP	Anti-Fibrilarina (= anti-Scl-34)
NUCLEOPLASMA	Proteínas no histonas asociadas al ADN	
	CenpB (Nucleosoma)	Anticentrómero
	ADN-Topoisomerasa I	Anti-Scl 70
	Antígeno celular proliferación nuclear (factor de la ADN polimerasa δ)	Anti-PCNA
	Proteínas alta movilidad	Anti-HMG-17
	Subunidad reguladora ADN-ProteinKinasa (p70/80)	Anti-Ku
	Helicasa nuclear, regula la transcripción	Anti-Mi-2β

Tabla 4. Clasificación de los autoanticuerpos de las enfermedades del tejido conjuntivo, según su localización y composición

ESTRUCTURA CELULAR	ANTÍGENO	ANTICUERPO
NUCLEOPLASMA	Proteínas no histonas asociadas al ARN	
	UnRNP = Un-RNA + Prot	Anti-Sm (Anti-Smith)
	$U_2RNP = U_2$-RNA + Prot A´,B´´...	Anti-U_2RNP
	$U_1RNP = U_1$-RNA + Prot 70, A, C...	Anti-U_1RNP
	La: fp47	Anti-SS-B/La
	Ro: p60 y p52	Anti-SS-A/Ro
	RNA-pol II	Anti-RNA-pol II
	RNA-pol III	Anti-RNA-pol III
CITOPLASMA	Proteínas no histonas asociadas al ARN	
	Ro	Anti-SS-A
	P0, P1, P2	Anti-Ribosomal
	Histidil-tRNA-sintetasa	Anti-Jo1
	Treonil-tRNA-sintetasa	Anti-PL-7
	Alanil-tRNA-sintetasa	Anti-PL-12
	Glicil-tRNA- sintetasa	Anti-EJ
	Isoleucil-tRNA-sintetasa	Anti-OJ
	Partícula de Reconocimiento de Señal	Anti-SRP

Tabla 4. Clasificación de los autoanticuerpos de las enfermedades del tejido conjuntivo, según su localización y composición

3.1.1. Técnicas de cribado

Inmunoanálisis enzimático (ELISA)

La utilización del método ELISA se ha ido incrementando en los últimos tiempos como prueba de cribado, para seleccionar aquellos sueros positivos para ANA que posteriormente han de ser informados mediante la técnica de referencia: la Inmunofluorescencia Indirecta (IFI) de la que trataremos más adelante.

Es un método rápido, sencillo y sensible que permite detectar autoanticuerpos específicos frente a distintos antígenos de manera objetiva y automatizada.

En las técnicas de ELISA la cuestión más importante es la calidad de los antígenos:

o Es fundamental que la secuencia y conformación del antígeno utilizado sea idéntica a los antígenos humanos.

o Para evitar falsos positivos debido al fondo proteico del extracto antigénico deberá estar purificado de la mejor forma posible. La mayor dificultad es la purificación del antígeno para que no disminuya su especificidad.

o La obtención de antígenos recombinantes humanos mediante la producción en cultivos de bacterias o células eucariotas, soluciona alguno de estos inconvenientes.

Método

Se recubre un pocillo con el antígeno reconocido por el anticuerpo diana que es bastante específico para una enfermedad autoinmune determinada. Si el anticuerpo específico está presente en la muestra de sangre del paciente, se unirá al antígeno. En el siguiente paso de la reacción, un segundo anticuerpo marcado con una enzima se une al anticuerpo diana. El sustrato se transforma en sustancia coloreada debido a la enzima. Al comparar la intensidad del color de la muestra con la de los estándares de concentraciones conocidas, se puede determinar la concentración de anticuerpos de la muestra. Ilustración 3.

- o Se emplea una fase sólida (de poliestireno) a la que previamente se ha fijado un extracto nuclear (de células de una línea tumoral), y enriquecido con antígenos purificados o productos recombinantes clonados y producidos en bacterias para aumentar la sensibilidad de la técnica.

- o Durante el periodo de incubación, en la fase sólida, el antígeno de interés se une a los anticuerpos específicos de la muestra del paciente (de clase IgG).

- o Después de lavar los anticuerpos no específicos que no se han unido, se añaden anti-anticuerpos marcados enzimáticamente contra los anticuerpos diana para formar un complejo.

- o Después de la incubación, los anti-anticuerpos marcados enzimáticamente que no se han unido se lavan y los que han formado un complejo se incuban con un sustrato del enzima.

- o El sustrato se transforma en un producto coloreado debido al enzima. Después de detener esta reacción, se mide la absorbancia de la muestra espectofotométricamente. La intensidad del color es proporcional a la cantidad de anticuerpo presente en la muestra.

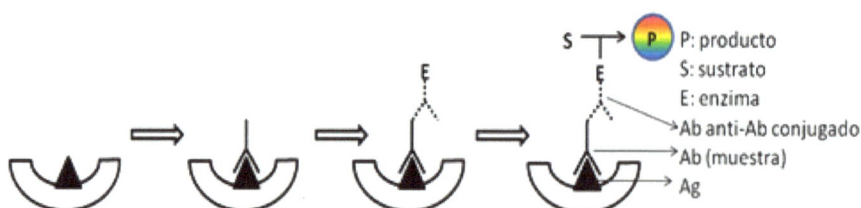

Ilustración 3. Proceso esquemático del fundamento del método Enzimoinmunoanálisis tipo sandwich

Inmunoanálisis por quimioluminiscencia (CLIA)

Para la determinación de ANA con CLIA como conjugado se usan anticuerpos monoclonales de ratón anti-IgG humanos unidos a un derivado del isoluminol. A través de incubaciones y procesos de lavado, los ANA presentes en la muestra reaccionan con la fase sólida, el conjugado y reactivos, promoviendo una reacción de quimioluminiscencia, la cual genera una señal luminosa que es medida en un fotomultiplicador en unidades relativas de luz (RLU), que indican la concentración de ANA en muestras de suero.

Antinucleosomas

Anti-Histonas (Anti-H)

Las histonas son pequeñas proteínas ricas en aminoácidos básicos que se unen al DNA y representan el mayor componente del núcleo de las células eucariotas. Existen 5 tipos fundamentales de histonas: histonas que configuran el nucleosoma, la unidad básica de la cromatina (H2A, H2B, H3 y H4); histonas H1, que se localiza fuera del nucleosoma.

Los métodos más aconsejables para su determinación son las pruebas en fase sólida: inmunotransferencia, enzimoinmunoanálisis y radioinmunoanálisis. La inmunotransferencia es útil cuando se dispone de varias poblaciones de histonas. Los dos últimos son de elección cuando se dispone de fracciones purificadas.

Antiácido desoxirribonucleico (Anti-DNA)

El DNA nativo se halla habitualemnte en forma de doble cadena, sólo aparece parcialmente como DNA de cadena sencilla (DNAss) cuando se transcribe o se duplica, por ello es difícil de apreciar los anticuerpos contra el DNAss en células en reposo. Es mejor utilizar hemaglutinación y radioinmunoanálisis y sobretodo sistemas de fase sólida, como el enzimoinmunonálisis que impide la formación espontánea de regiones de doble hélice. Siempre es preciso evitar que se produzcan reacciones cruzadas con los anticuerpos anti DNAds.

La denominación de anticuerpos anti-DNA, en la actualidad, se refiere casi exclusivamente a aquellos que se unen a DNA de doble hebra (dsDNA), ya que la determinación de los dirigidos contra de DNA de hebra simple (ssDNA) no tiene utilidad clínica. Se usan para el diagnóstico de LES con una alta especificidad (95%) pero con baja sensibilidad (30-70%).

Los anti-DNAds se analizan por técnicas de EIA, IFI y la prueba de Farr (RIA). La prueba de Farr se fundamenta en las propiedades que tienen los complejos inmunes formados en solución ente el DNA y su anticuerpo específico, de unirse a un filtro o precipitar con sulfato amónico. El uso de ELISA tiene la desventaja de tener un mayor número de falsos positivos.

Inmunofluorescencia indirecta (IFI)

El empleo de la IFI para la determinación de anticuerpos séricos o el reconocimiento de inmunoglobulinas en tejidos ha sido internacionalmente aceptado desde el trabajo original de Coons, y actualmente es la técnica más implantada en los laboratorios para la determinación de los anti-DNAds.

Se utiliza como sustrato improntas de *Crithidia luciliae* que poseen un kinetoplasto (mitocondrión). Este hemoflagelado presenta una importante cantidad de DNA nativo, doble cadena, concentrado en el kinetoplasto, que normalmente se ubica entre el núcleo y la base del flagelo. Este método fue desarrollado por Aarden et al. en 1975 basa en la alta concentración de nDNA que contiene el kinetoplasto de la *C. luciliae.*

Estudios de Deegan et al. (1978) permitieron comparar la técnica IFI con la técnica de RIA. Tanto el RIA como el ELISA brindan resultados reproducibles y cuantitativos, sin embargo presentan problemas de interpretación ya que reconocen anticuerpos de baja avidez, que no son específicos del LES en actividad. La técnica de IFI es más específica ya que no detecta los anticuerpos de baja avidez, permitiendo detectar el LES en actividad. La titulación de los anticuerpos anti-DNA es muy útil en el seguimiento de los pacientes con LES ya que permite el monitoreo de la respuesta de los pacientes a la terapia.

La técnica nDNA (*Crithidia luciliae*) consiste en una inmunofluorescencia indirecta para la detección de auto-anticuerpos séricos dirigidos contra el nDNA. El suero del paciente en una dilución adecuada, se enfrenta con las improntas que contienen el parásito. Los anticuerpos específicos, si están presentes, se unen al sustrato antigénico, particularmente en la zona del kinetoplasto (mitocondrión) del parásito. Luego de lavar para eliminar los componentes no unidos, los anticuerpos unidos reaccionan con la antigamma globulina marcada con FITC. Un segundo lavado elimina los elementos no unidos. Finalmente, luego de montados y cubiertos con cubreobjetos, se observa la fluorescencia bajo microscopio de fluorescencia.

Método (Ilustración 4)

1º. Reconstitución del buffer fosfato salino (BFS) Disolver el sobre del buffer en 1 litro de agua destilada. Conservar en la heladera hasta 4 semanas.

2º. Dilución de las muestras: El suero debe ser diluído al 1/10. Por ejemplo 0,1ml de suero en 0,9 ml de buffer BFS. De ser necesario titular, hacer las diluciones con buffer BFS. No diluir los controles del equipo, son listos para usar.

3º. Preparación de las improntas:

o Retirar los portaobjetos del envase, dejar secar a temperatura ambiente durante 15 minutos.

o Sembrar los sueros controles positivos, negativos y muestras a procesar. Precaución de no tocar con la pipeta las áreas reactivas, dejando caer suavemente la gota de la dilución sobre el área reaccionante.

4º. Incubación: Incubar 20 minutos a temperatura ambiente (18-25ºC), en una cámara húmeda tapada para evitar la evaporación de las muestras.

5º. Lavado: Sacar los portaobjetos y lavarlos con abundante BFS derramando con una pipeta el líquido directamente sobre cada área para evitar la contaminación entre las mismas. Sumergir los portaobjetos 5 minutos en BFS en un frasco tipo Coplin agitando suavemente. Retirar el BFS y reemplazarlo por BFS fresco y dejarlo 5 minutos más en reposo. El lavado puede prolongarse más tiempo sin afectar los resultados.

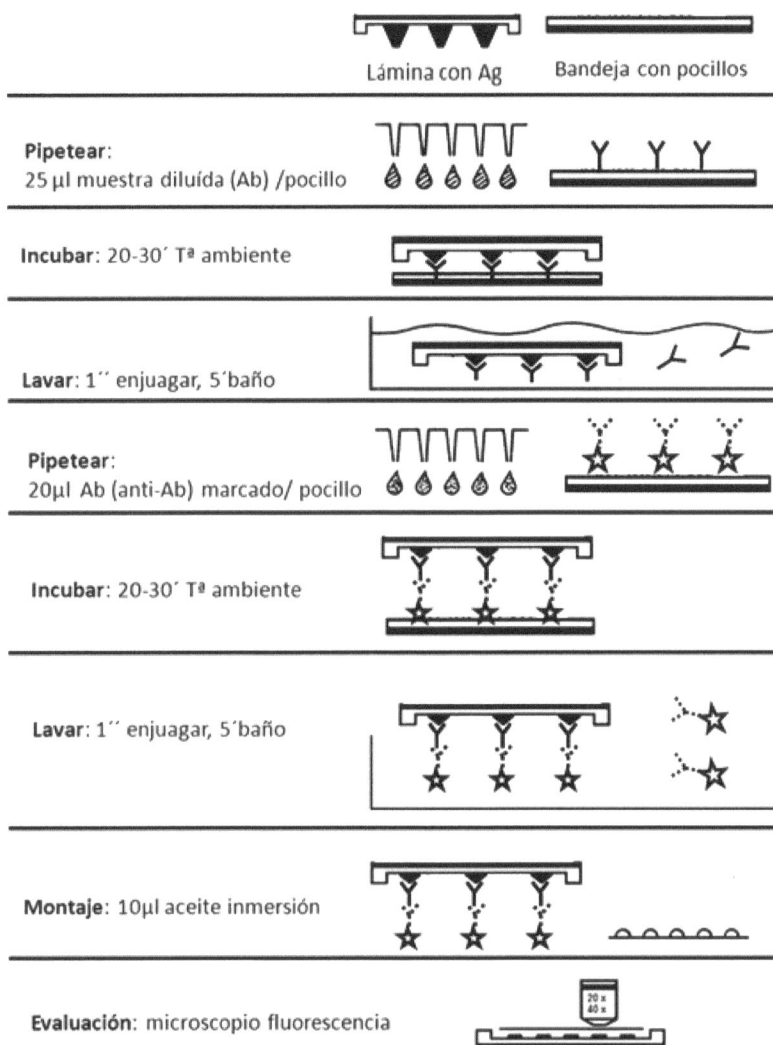

	Lámina con Ag	Bandeja con pocillos

Pipetear:
25 µl muestra diluída (Ab) /pocillo

Incubar: 20-30´ Tª ambiente

Lavar: 1´´ enjuagar, 5´baño

Pipetear:
20µl Ab (anti-Ab) marcado/ pocillo

Incubar: 20-30´ Tª ambiente

Lavar: 1´´ enjuagar, 5´baño

Montaje: 10µl aceite inmersión

Evaluación: microscopio fluorescencia

Ilustración 4. Proceso esquemático del fundamento del método Inmunofijación indirecta

6º. Incubación con antigamma globulina humana marcada con isotiocianato de fluoresceina. (Diluirla previamente con BFS según rótulo). Sacar los portaobjetos del baño con BFS.

Secar con papel de filtro entre las áreas y cubrirlas con la antigamma. Incubar a temperatura ambiente 20 minutos. La cámara húmeda debe estar tapada para evitar la evaporación de la antigamma.

7º. Lavado: Repetir el paso 5º.

8º. Montaje: Sacudir suavemente los portaobjetos sobre papel de filtro. Secar entre las áreas con papel de filtro, cuidando de no tocar las áreas reactivas. Montar con cubreobjetos escrupulosamente limpios y con una gota de medio de montaje. Cubrir los portaobjetos suavemente evitando la formación de burbujas que dificultan la lectura.

9º. Lectura: Leer en lo posible dentro de las primeras horas. Se pueden conservar en frigorífico 2-8ºC por algunos días sellando los bordes del cubreobjeto con esmalte de uñas.

Interpretación Ilustración 5

o   Es importante distinguir el kinetoplasto, que se encuentra próximo al flagelo y es más pequeño que el núcleo. La lectura debe realizarse sobre parásitos que presenten una morfología conservada.

o   Los resultados se expresan como positivos si se observa una fluorescencia verde manzana en el kinetoplasto del parásito, localizado entre el núcleo y la base del flagelo de parásito, a una dilución 1/10.

Son negativos los sueros que no presentan fluorescencia en esa organela.

o   Se recomienda titular los sueros positivos, ya que títulos mayores o iguales a 1/160 sugieren de LES en actividad.

Importante: No confundir la fluorescencia del kinetoplasto con la fluorescencia de la porción basal del flagelo, de la cual no se ha reportado ningún significado clínico.

o   Se puede observar una fluorescencia importante en el núcleo de la C. luciliae en los sueros positivos para ANA, pero en ningún caso puede informarse un resultado positivo para ANA utilizando solamente C. luciliae, debe utilizarse el sustrato específico.

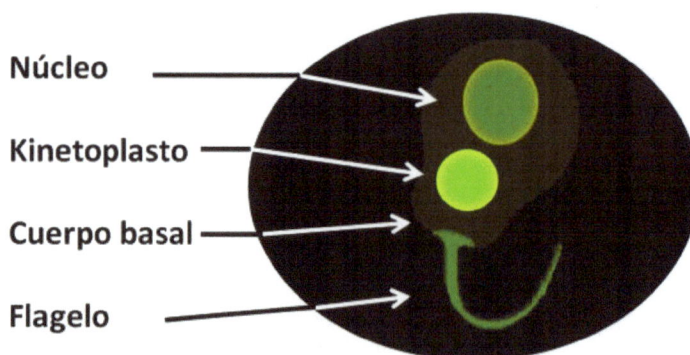

Ilustración 5. Dibujo de la imagen microscópica del anti-DNAds por IFI con el sustratro Crithidia lucilie

Patrón y título de los anticuerpos antinucleares (ANA)

Inmunofluorescencia indirecta

En la técnica IFI para la determinación de ANA las muestras diluidas de los pacientes son incubadas en láminas cuyas áreas de reacción están cubiertas por un sustrato específico. En una reacción positiva, anticuerpos específicos de clases IgA, IgG e IgM se fijan a los antígenos del sustrato. En un segundo paso, los anticuerpos fijados son marcados con Fluoresceína unida a anticuerpos anti–humano y se hace visible con el microscopio de fluorescencia. Ilustración 4.

Los sustratos que se usan actualmente para la realización de la prueba son células cultivadas in vitro, concretamente células Hep-2 (células de epitelioma humano de laringe). Este tipo de sustrato se ha impuesto gradualmente a los cortes de tejido (hígado y riñón de rata, ratón o primate), por presentar las siguientes ventajas:

o Poseen mayores núcleos y nucléolos, lo que facilita su apreciación al microscopio y proporciona una mayor sensibilidad.

o La expresión de ciertos antígenos como Ro/SS-A, PCNA y CenpB, es superior.

o La existencia de células en mitosis y diferentes fases del ciclo celular permite observar antígenos cuya expresión varía en las diferentes fases del ciclo.

No obstante, si bien los tejidos son menos sensibles, en cambio son más específicos.

Interpretación

Se recomienda un aumento total de 200X para la detección selectiva de positivos y negativos, y de 400X para el reconocimiento de patrones y la visualización de células mitóticas.

o **Negativos:** Se considera que un suero es negativo para la presencia de ANA si la tinción es igual o inferior a la del pocillo de control negativo, sin patrón claramente discernible. Algunos sueros pueden presentar tinción en núcleos y citoplasmas sin patrón nuclear evidente. Este fenómeno suele deberse a los anticuerpos heterófilos, y se considerará resultado negativo.

o **Positivos:** Se considera que un suero es positivo si el núcleo/citoplasma muestra un patrón de tinción claramente discernible en una mayoría de las células que se encuentran en la interfase.

Títulos

o No hay acuerdo estandarizado acerca del punto de corte de los ANA cuando se determinan por IFI. Normalmente se consideran positivos y está indicado proseguir el estudio en busca de la especificidad a partir de 1/40.

o Para interpretar los títulos, muchos laboratorio empiezan por el pocillo que contiene la muestra más diluida, y van "hacia atrás" hasta la dilución 1:40. El primer pocillo en el que se aprecia un patrón discernible corresponde al título que se considera como criterio de valoración. Recomendamos utilizar esta técnica para determinar los criterios de valoración de los títulos. Es importante no confundir la intensidad de la tinción con la presencia o ausencia de anticuerpos antinucleares. La clave para determinar si una determinada dilución de suero es positiva radica en la aparición de un patrón claramente discernible, sea cual sea la intensidad de la tinción.

o Es posible semicuantificar la intensidad de la fluorescencia con arreglo a las directrices sobre reactivos con anticuerpos fluorescentes establecidas por los Centers for Disease Control and Prevention, Atlanta, Georgia (CDC):

   o 4+ Verde manzana brillante (fluorescencia máxima): perfil celular claramente definido; centro celular claramente definido.

   o 3+ Fluorescencia de color verde manzana menos brillante: perfil celular claramente definido; centro celular claramente definido.

   o 2+ Patrón celular definido, pero fluorescencia tenue: perfil celular menos definido.

   o 1+ Fluorescencia muy leve: perfil celular prácticamente indistinguible del centro celular en la mayor parte de los casos.

o Notificación de los resultados:

Selección: Los resultados deben ser notificados como muy positivos o positivos en la dilución 1:40; y hay que informar del patrón de tinción del núcleo.

Titulación: El resultado que se notifica es el de la última dilución en la que se observa una tinción claramente discernible. Si el resultado se observa con la dilución 1:2560, se notificará como superior a 1:2560.

   o Los títulos de 1:40 a 1:80 se consideran bajos

   o de 1:160 a 1:320, medios

   o y de 1:640 en adelante, elevados.

Patrones

Los patrones pueden aparecer asociados o mixtos, la dilución del suero puede mostrar el patrón dominante.

o Homogéneo: Tinción sólida del núcleo, con o sin enmascaramiento evidente de los nucléolos (Ilustración 6a). La región cromosómica de las células mitóticas en metafase es claramente positiva, con una intensidad de la tinción suave o periférica superior o igual a la de los núcleos en interfase (esquina superior derecha de la ilustración 6a).

Sinónimos: Difuso; sólido.

Antígenos nucleares: ADNds; ADNss; ADNn; DNP (complejo ADN-Histona); Histona.

o Periférico: Tinción sólida, sobre todo alrededor de la región externa del núcleo, con tinción más débil del centro de éste (Ilustración 6b). La región cromosómica de las células mitóticas en metafase es claramente positiva, con una intensidad de la tinción suave o periférica superior o igual a la de los núcleos en interfase (esquina superior derecha de la ilustración 6b).

Sinónimos: Borde, áspero, membranoso.

Antígenos nucleares: ADNds, ADNn.

o Moteado: Tinción granular áspera o fina del núcleo, generalmente sin tinción fluorescente de los nucléolos. La región no cromosómica de las células mitóticas en metafase se tiñe, mientras que la región cromosómica no lo hace.

Antígenos nucleares:

o Sm, U2-RNP, U1-RNP: moteado grueso (Ilustración 6c).

o SSA/Ro; SSB/La, SL (Ki o Ku), Mi (Mi1 y Mi2): moteado fino (Ilustración 6d).

o Y otros sistemas de antígenos/anticuerpos aún no caracterizados.

o Nucleolar: Tinción moteada grosera de grandes dimensiones, generalmente menos de 6 manchas por célula, con o sin manchas finas ocasionales, entre 5 y 10. La región no cromosómica de las células mitóticas en metafase se tiñe mucho, mientras que la región cromosómica lo hace débilmente. Las células en anafase y en telofase pueden teñirse de forma similar a como lo hacen los núcleos en interfase.

Antígenos nucleares:

o PM/scl: nucleolar homogéneo (Ilustración 6e).

o Fibrilarina: nucleolar en grumos o racimos.

o Scl 70 (topoisomerasa I) y polimerasa I de ARN: moteado fino con nucleolos marcados (Ilustración 6f).

o SL/Mi: también se asocia con patrón nucleolar.

o NOR 90: múltiples puntos-nucleolar. Unos pocos puntos irregulares en los nucleolos de las células en interfase; pequeños pares de puntos en la placa de la metafase de células mitóticas (raro).

o Centrómero: Un patrón de tinción discretamente moteado. Las manchas nucleares son muy discretas y su número suele ser múltiplo de 46 (habitualmente 23-46 manchas por núcleo), tiene un característico patrón en "cielo estrellado" (Ilustración 6g). Dado que los centrómeros son constricciones en las que la fibras fusiformes se unen a los cromosomas, las células mitóticas mostrarán la misma reacción de moteado en la región cromosómica (esquina superior derecha de la ilustración 6g).

Sinónimos: ACA; moteado discreto.

Antígenos nucleares: Centrómero cromosómico (cinetocoro), principalmente CenpB.

Los siguientes patrones pertenecen a los anti-ENA pero los antígenos contra el que van dirigidos no son nucleares, sino citoplasmáticos.

o   Patrón perinuclear moteado: manchas finas generalmente con baja intensidad de fluorescencia que se concentra en la región perinuclear (Ilustración 6h).

   o   Antígeno citoplasmático: Jo-1.

o   Patrón citoplasmático moteado: pequeñas manchas que cubren todo el citoplasma.

Antígenos citoplasmáticos:

   o   Ribosoma P: manchas finas y densas, frecuentemente en asociación con patrones nucleares.

   o   SRP: moteado fino (Ilustración 6i).

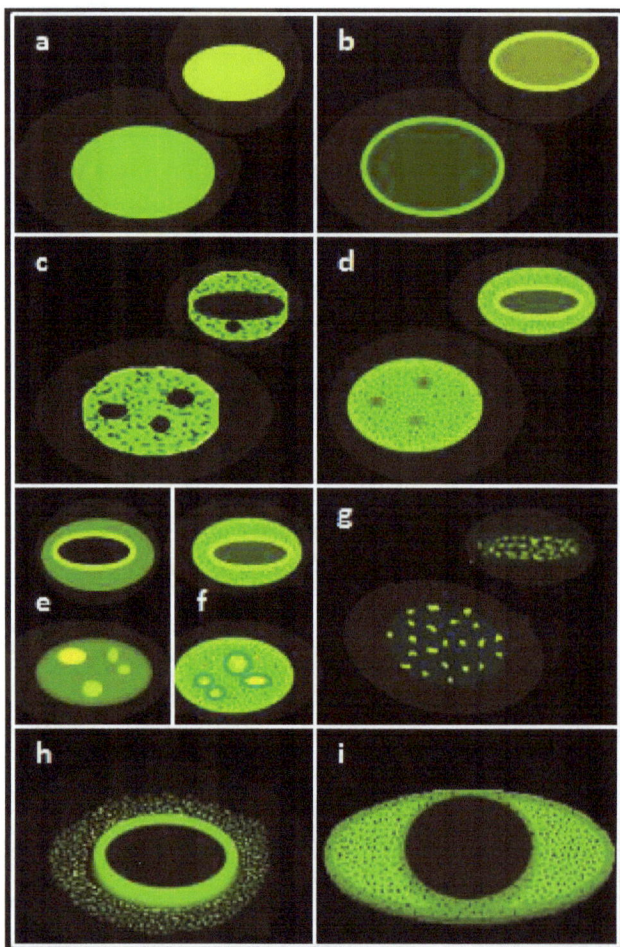

Ilustración 6. Dibujo de las imágenes microscópicas de los distintos patrones de los ANA por IFI con el sustrato de células Hep-2: a) nuclear homogéneo; b) nuclear periférico; c) nuclear moteado grueso; d) nuclear moteado fino; e) nucleolar homogéneo; f) nucleolar moteado; g) centrómero; h) citoplasmático perinuclear; i) citoplasmático moteado fino. En las esquinas superiores de los recuadros nucleares se representan las células mitóticas.

Consideraciones

A la hora de interpretar los resultados de esta técnica es importante considerar algunos aspectos técnicos.

- o En primer lugar, el sustrato empleado; cuando se emplea una monocapa de células HEp-2, la sensibilidad de la técnica se incrementa respecto a la utilización de cortes de tejido de roedor, debido a que en el núcleo de la célula del roedor faltan algunos autoantígenos presentes en el núcleo de las células humanas; esto es especialmente cierto con el antígeno Ro. De aquí que en el pasado, algunos sueros de pacientes con LES (15%), especialmente aquéllos que contenían anticuerpos anti-Ro, resultasen negativos cuando en la técnica de determinación de ANA se empleaban células de roedor. En la actualidad, con la utilización de una línea de células humanas como sustrato, sólo el 1-2% de los pacientes con LES son ANA negativos.

- o En segundo lugar, la cuantificación de los ANA mediante el sistema de "títulos" (1/160, 1/320; etc) lleva inherente un cierto grado de variabilidad de los resultados en función de la interpretación subjetiva del técnico de laboratorio, siendo esta variabilidad más acentuada cuando son varios los técnicos que leen y reportan estos resultados. Aunque se han intentado algunos esfuerzos por parte de la Organización Mundial de la Salud de estandarizar los resultados de ANA mediante un sistema de unidades internacional, virtualmente todos los laboratorios clínicos continúan proporcionando los resultados siguiendo el sistema de títulos. Dentro de un mismo laboratorio, para una muestra determinada de suero, los resultados de ANA pueden llevar inherente una variabilidad de hasta dos rangos de dilución dependiendo del técnico que haga la interpretación. Ello significa que una muestra de suero que en un momento dado obtiene unos títulos de ANA de 1/320, podría producir unos títulos de 1/80 o hasta 1/1280 en repetidas pruebas llevadas a cabo en el mismo laboratorio.

- o Finalmente, es importante conocer que los títulos de ANA constituyen una medida indirecta de la cantidad total de anticuerpos en el suero. ANA a títulos bajos se encuentran con relativa frecuencia en la población sana y a títulos intermedios en pacientes de edad avanzada, gestantes y en diversas condiciones. Por tanto, unos títulos bajos de 1/80 o inferiores no tienen valor en el diagnóstico de una enfermedad autoinmune, mientras que sí lo tiene cuando los títulos se detectan por encima de 1/160.

Anticuerpos antiantígenos extraíbles del núcleo (Anti-ENA)

Dentro del grupo de autoanticuerpos antinucleares encontramos los que reconocen "antígenos nucleares extraíbles" o ENA, que van dirigidos contra proteínas nucleares no histonas que pueden extraerse del núcleo con soluciones salinas de baja fuerza iónica. Pero además también incluyen a algunos autoanticuerpos frente a antígenos extraíbles del citoplasma.

Entre todos los ENA sería deseable limitar el estudio a aquellos autoanticuerpos que han demostrado su utilidad en el diagnóstico clínico o como criterio de clasificación. Dentro de ellos están los dirigidos contra proteínas asociadas al ADN (anti-centrómero, anti-láminas nucleares, anti-scl-70) y proteínas asociadas al ARN (anti-Sm, anti-U1-RNP, anti-Ro/SS-A, anti-La/SS-B y anti-Jo1).

Los métodos o técnicas de laboratorio para la identificación de los diferentes anticuerpos han ido cambiando en las últimas décadas. Por ejemplo, las técnicas de radioinmunoensayo o inmunoelectroforesis fueron muy utilizadas en el pasado. Las técnicas de ELISA e inmunotransferencia (o inmunoblot) siguen teniendo un importante valor en nuestros días, si bien esta última está siendo lentamente sustituida, por técnicas más novedosas basadas en métodos inmunoenzimáticos y nuevas tecnologías que permiten análisis multiplex. Fundamentalmente, se basan en la citometría de flujo y las micromatrices (microarrays) de antígenos.

Inmunotransferencia (IT)

Esta ha sido la técnica más utilizada para el estudio de la especificidad de los ANA, y se compone de las siguientes fases (Ilustración 7):

- o El antígeno utilizado es una suspensión de proteínas celulares obtenidas mediante la solubilización de las membranas celulares.

- o Mediante electroforesis se separan las proteínas según su peso molecular.

- o Las proteínas se transfieren a una membrana de nitrocelulosa o nylon, que se enfrentará con el suero del paciente que contiene los posibles anticuerpos; en caso de existir, se unen a los antígenos formando inmunocomplejos.

- o La identificación se consigue mediante anticuerpos específicos marcados con enzimas o isótopos reactivos, y se visualizan mediante bandas que al compararlas con los controles puede deducirse a qué proteína corresponde la banda reconocida.

Se trata de una técnica muy sensible, pero su utilidad en el campo de la autoinmunidad queda limitada por el hecho de que sólo permite detectar epítopos lineales —los antígenos se desnaturalizan durante la fase de la electroforesis—, y debemos recordar que los epítopos que reconocen una proporción notable de autoanticuerpos no son lineales, sino que son conformacionales.

A menudo, se utiliza también otra modalidad, el INMUNOBLOT (o Dot Blot) en la que, a la membrana que actúa de soporte, se unen o imprimen directamente antígenos purificados o recombinantes.

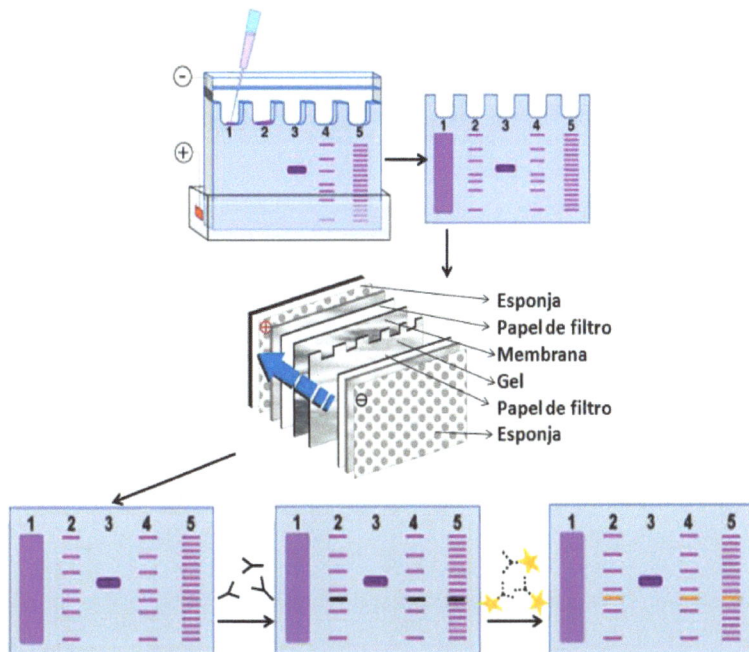

Ilustración 7. Proceso esquemático del fundamento del método Inmunotransferencia: electroforesis, transferencia e inmunoanálisis

Enzimoinmunoanálisis

La técnica de ELISA es un método inmunométrico que utiliza antígenos obtenidos mediante purificación celular o bien mediante síntesis in vitro de la proteína recombinante, La técnica de ELISA tiene numerosas ventajas: es barata, rápida de realizar, se pueden analizar un gran número de sueros a la vez, su interpretación es menos subjetiva (no es necesaria la labor de un técnico más o menos entrenado como ocurre en la IFI) y es muy sensible. Sin embargo, ELISA es una técnica menos específica (falsos positivos) y los resultados deben interpretarse con cautela. Ilustración 3.

Inmunoanálisis quimioluminiscente asociado a citometría de flujo (CLIA-CF)

La citometría de flujo es un método rápido, objetivo y cuantitativo de análisis de células u otras partículas en suspensión. El principio en el que se basa esta tecnología es simple: hacer pasar las células o las partículas en suspensión, alineadas y de una en una por delante de un haz luminoso. La interacción de las células o las partículas con el rayo luminoso genera señales que se llevan a los detectores adecuados. La información producida puede agruparse en dos tipos fundamentales: la generada por la dispersión de la luz y la relacionada con la emisión de luz por los fluorocromos presentes en la célula o la partícula al ser excitados por el rayo luminoso. Las señales luminosas detectadas se transforman en impulsos eléctricos que se amplifican y se convierten en señales digitales que procesa el ordenador.

A lo largo de los últimos años, se han diseñado sistemas para inmunoanálisis con microesferas y detección por citometría de flujo que permiten la determinación simultánea de varias sustancias y se han aplicado a la medida de varios autoanticuerpos. El sistema utiliza microesferas de látex marcadas en su interior con diferentes proporciones de dos fluorocromos distintos. Cada fluorocromo puede tener hasta 10 intensidades de fluorescencia diferentes, lo que puede crear una familia de 100 conjuntos de microesferas diferenciables por su fluorescencia de emisión. Los antígenos correspondientes a los autoanticuerpos que quieran determinarse, se inmovilizan en las microesferas. De esta forma, cada una de las 100 microesferas que pueden diferenciarse por su fluorescencia lleva inmovilizado un antígeno específico para un único autoanticuerpo lo que hace posible determinar de forma simultánea hasta 100 autoanticuerpos.

Para realizar la prueba se incuba el suero con las microesferas durante un tiempo determinado, que suele ser alrededor de 30 minutos, en un pocillo de una placa de microtitulación (Ilustración 8). Se produce la unión de los autoanticuerpos presentes en el suero con los antígenos inmovilizados en las microesferas. Tras la incubación, se lavan las microesferas y se añade una solución de un antisuero contra la IgG humana conjugado con otro fluorocromo y se incuba de nuevo durante unos 30 minutos a temperatura ambiente.

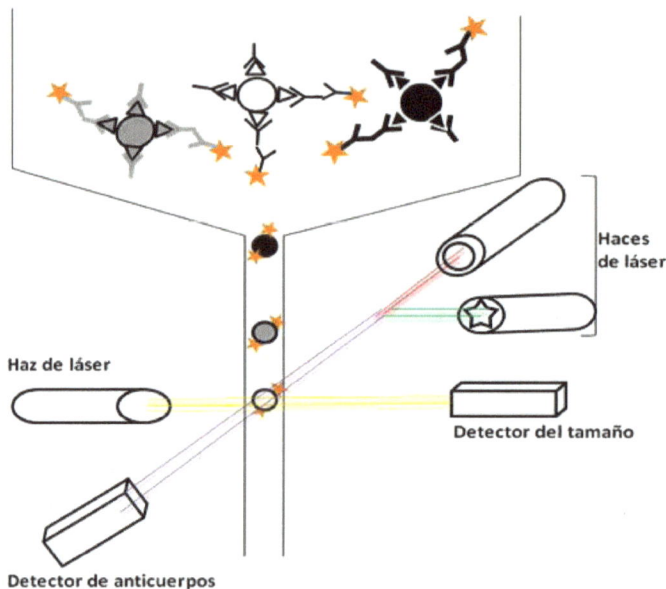

Ilustración 8. Proceso esquemático del fundamento del método Inmunoanálisis Quimioluminiscente asociado a Citometría de flujo

o   Transcurrido ese tiempo, se lavan de nuevo las microesferas y se analizan directamente en el citómetro de flujo:

o   El paso de cada microesfera es detectado por la dispersión de la luz detectada.

- o Al pasar la microesfera por la cámara de detección, un láser rojo excita los colorantes internos, lo cual permite clasificar la microesfera en uno de los 100 conjuntos, según el antígeno que lleva inmovilizado.

- o Al mismo tiempo, un láser verde excita la fluorescencia naranja asociada con la unión del autoanticuerpo, es decir, con el antisuero secundario conjugado.

Inmunoanálisis enzimático por fluorescencia asociado a inmunotransferencia (FEIA-IT)

Otra tecnología con capacidad para analizar de forma simultánea un número elevado de parámetros son las matrices (arrays) proteicas (anticuerpos/antígenos). En algunas enfermedades, como el lupus eritematoso sistémico, las modificaciones de las proteínas posteriores a la traducción, como las roturas y las fosforilaciones pueden desempeñar papeles críticos en la iniciación de la formación de autoanticuerpos y la autoinmunidad. Las micromatrices de antígenos tienen capacidad para detectar respuestas de autoanticuerpos dirigidas frente a las modificaciones de los antígenos posteriores a la traducción.

Los principales soportes de las matrices son las membranas de nitrocelulosa, nylon y difluoruro de polivinilideno, los portas recubiertos de poli-L-lisina, gelatina, acrilamida y otros recubrimientos, y los tratados con silano. Entre los métodos para fabricar matrices en superficies planas se encuentran la estampación, la utilización de inyectores de tinta, el punteado capilar (*capillary spotting*), la impresión por contacto y la síntesis in situ.

Actualmente la técnica que se está implantando es NALIA: nanoensayo luminométrico múltiple. Permite identificar la reactividad simultánea contra un gran número de autoantígenos. Es un método que deriva de la combinación de FEIA (inmunoensayo enzimático por fluorescencia tipo sándwich) y la inmunotransferencia, pues se desarrolla sobre autoantígenos adsorbidos en matrices ordenadas en membranas de nitrocelulosa y portas microscópicos tratados con silano.

- o Tras la incubación con los sueros humanos, las matrices se incuban con un anticuerpo secundario conjugado con peroxidasa (Ilustración 9). Se añade a la reacción el sustrato luminescente luminol y se captan las imágenes de las matrices con una cámara CCD para quimioluminiscencia.

- o Las micromatrices contienen diluciones seriadas de los diversos antígenos, permitiendo de esta manera la determinación exacta del título de autoanticuerpo utilizando una curva de calibración, y con cantidades mínimas de suero. La prueba es muy sensible y muy específica ya que pueden detectarse cantidades del orden de fg (10^{-15}g) de un estándar proteico conocido, con muy poca reactividad cruzada con proteínas inespecíficas. Las intensidades de las señales observadas con las diluciones seriadas de los antígenos inmovilizados se correlacionan bien con las diluciones seriadas de los sueros.

- o Son inmunoensayos miniaturizados que permiten reducir los costes al disminuir el consumo de reactivo y mejorar la eficiencia, pues aumentan enormemente el número de ensayos que se pueden realizar con una sola muestra de suero.

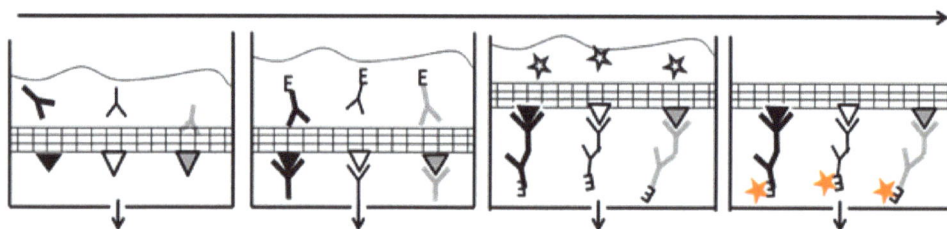

Ilustración 9. Proceso esquemático del fundamento del método Inmunoanálisis enzimático por fluorescencia asociado a Inmunotransferencia, que se desarrolla en cada pocillo de la micromatriz

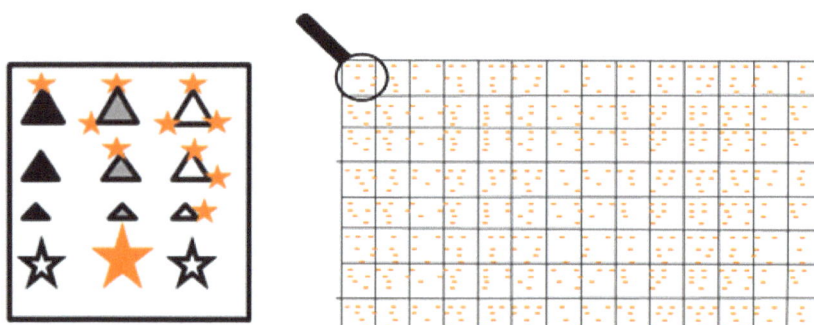

Ilustración 10. Izquierda: pocillo de la micromatriz con las reacciones de las distintas diluciones (tamaño de los triángulos) de varios antígenos (triángulos de distinto color), y comparados con los controles internos negativos (estrellas sin color) y el control interno positivo (estrella naranja).
Derecha: placa de la micromatriz con los múltiples pocillos para la detección simultánea de múltiples muestras y anticuerpos anti-antígenos

3.2 Anticuerpos en las vasculitis sistémicas y síndrome de goodpasture

3.2.1. Anticuerpos anticitoplasma de neutrófilos (ANCA)

Los anticuerpos anticitoplasma de neutrófilos (ANCA) se definen como un grupo heterogéneo de autoanticuerpos, de tipo IgG o IgM, dirigidos contra determinantes antigénicos presentes en los gránulos primarios de los neutrófilos y en los lisosomas de los monocitos.

Cribaje: inmunofluorescencia indirecta (IFI)

Para la detección de los ANCA, la IFI se utiliza también como prueba de cribado inicial, debido a que con en ella se reconocen los 3 patrones básicos de tinción que se relacionan con manifestaciones clínicas de autoinmunidad. Los patrones son el citoplásmico o cANCA, el perinuclear o pANCA y el atípico o xANCA.

o El patrón Citoplasmático (cANCA) se caracteriza por presentar una tinción difusa granular del citoplasma con acentuación de la tinción en el área central de los neutrófilos, fijados con etanol o acetona. Los anticuerpos que dan el patrón cANCA reconocen proteínas débilmente catiónicas o neutras como la proteinasa-3 (PR-3) y la proteína catiónica de 57 kDa (CAP-57), las cuales se liberan de los gránulos específicos por el tratamiento de las células con alcohol o acetona y se distribuyen de manera homogénea en el citoplasma de los neutrófilos (Ilustración 11a).

o El patrón Perinuclear (pANCA) presenta una tinción homogénea alrededor del núcleo de los neutrófilos, fijados con etanol o acetona. El patrón está dado por los anticuerpos que reconocen proteínas fuertemente catiónicas como: mieloperoxidasa (MPO), elastasa y azurocidina, las cuales cuando son liberadas de los gránulos primarios y específicos del neutrófilo se reorganizan en la periferia del núcleo, el cual tiene carga negativa por el DNA (Ilustración 11b).

El patrón pANCA se debe confirmar en neutrófilos fijados con formalina. La formalina es un solvente orgánico que reduce el efecto de atracción de las proteínas catiónicas (MPO, elastasa y azurocidina) hacia el DNA, con lo que quedan distribuidas en el citoplasma. Los anticuerpos que las reconocen dan un patrón citoplásmico en la IFI.

o El patrón Atípico (xANCA) es el resultado del reconocimiento de las proteínas: catepsina G, lisozima y lactoferrina. Dichas proteínas se liberan de los gránulos específicos de los neutrófilos y se redistribuyen en la periferia del núcleo cuando son tratados con etanol, acetona o formalina (ilustración 11c).

Es importante enfatizar que el efecto de reacomodo perinuclear de las proteínas mencionadas no se ve modificado en los neutrófilos fijados con formalina. Por ser un patrón perinuclear se puede confundir con el patrón pANCA, por lo que es importante estudiar las muestras de los pacientes que presentan dicho patrón en neutrófilos fijados con alcohol o acetona y en neutrófilos fijados con formalina.

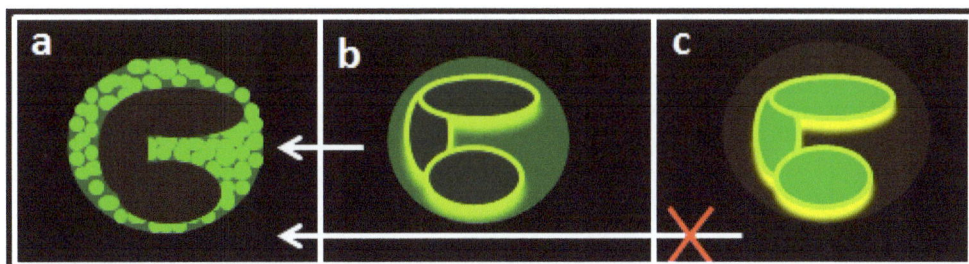

Ilustración 11. Dibujo de las imágenes microscópicas de los distintos patrones de los ANCA por IFI: a) citoplasmático (cANCA), fijado con etanol o acetona; b) perinuclear (pANCA), fijado con etanol o acetona, y si se trata con formalina se transforma en el patrón citoplasmático; c) atípico (xANCA) tratado con etanol o acetona, y si se trata con formalina no se trasforma en citoplasmático

Anticuerpos antiproteinasa 3 (anti-PR3)

El principal antígeno para la reactividad de los cANCA es la enzima proteinasa 3 (PR3).

La PR3 es una proteína catiónica compuesta por 228 residuos de aminoácidos y que pertenece a la familia de la tripsina de las proteasas de la serina. La PR3 se manifiesta únicamente en primates y seres humanos, y tiene diferentes funciones, como la proteinolisis de la elastina, la fibronectina, la laminina y el colágeno de tipo IV, actividades antimicrobianas, etc.

Anticuerpos antimieloperoxidasa (anti-MPO)

El principal antígeno para la reactividad de los pANCA es la enzima mieloperoxidasa (MPO).

La MPO es una enzima que está presente en los gránulos azurófilos de los neutrófilos y actúa como marcador. Cataliza la producción de ácido hipocloroso, eficaz para destruir las bacterias fagocitadas y los virus. La MPO representa casi el 5% de las proteínas totales de un granulocito neutrófilo. Es un dímero con enlaces covalentes con un peso molecular de aproximadamente 140 kDa.

3.2.2. *Anticuerpos antimembrana basal glomerular (anti-MBG)*

Los anticuerpos contra la membrana basal glomerular (MBG) son anticuerpos que reaccionan frente a epítopos comunes a la membrana basal alveolar (pulmón) y glomerular (riñón).

La función principal de la membrana basal glomerular del riñón es la ultrafiltración de la sangre. El colágeno de tipo IV es un componente típico de la membrana basal glomerular, tiene propiedades autoagregantes y forma una matriz en la que se integran otras moléculas de la membrana basal. El colágeno de tipo IV forma trímeros compuestos de tres subunidades de cadenas alfa. Hoy se sabe que los anticuerpos van dirigidos frente la cadena α3 del colágeno tipo IV. Dado que los anticuerpos están dirigidos contra epítopos del denominado "dominio no colagenoso" (dominio NCI), ocultos en el interior de la proteína en su estructura natural, es necesario usar el antígeno desnaturalizado para la detección de anticuerpos anti-MBG.

Generalmente son del tipo IgG, aunque ocasionalmente pueden ser de tipo A o IgM.

Determinación

Los anti-PR3, anti-MPO y anti-MBG, se pueden determinar por enzimoinmunoanálisis tipo sandwind (ELISA, Ilustración 3), inmunoensayos enzimáticos por fluorescencia (FEIA) o inmunoensayos basados en micropartículas tipo CLIA-CF (Ilustración 8). Existen unos ensayos ELISA S (sensible) en donde los pocillos se recubren con el antígeno, empleando una técnica de fijación, que aumenta notablemente la sensibilidad del test.

3.3 Anticuerpos en el síndrome antifosfolípido

Los exámenes de laboratorio en el Síndrome Anti-Fosfolípidos (SAF) son un pilar en el diagnóstico, ya que en los Criterios de Clasificación del SAF su presencia es indispensable junto con las manifestaciones clínicas. Los anticuerpos antifosfolípidos son anticuerpos dirigidos contra proteínas que se unen a fosfolípidos con carga aniónica.

3.3.1. Anticuerpos anticardiolipina (anti-CL)

A diferencia de la mayoría de los anticuerpos, la cardiolipina no es una proteína, sino un fosfolípido. Los fosfolípidos son componentes fundamentales de las membranas y los orgánulos de las células vivas. La cardiolipina se encuentra en las membranas bacterianas, las mitocondrias y los cloroplastos.

La cardiolipina está compuesta por dos grupos de ácido fosfatídico, cada uno de ellos unido a un componente glicérido mediante un enlace fosfodiéster, y unidos por un componente glicerol central. Los anticuerpos se unen al complejo formado por la cardiolipina y el cofactor β_2-GPI.

La IgG se considera el isotipo más frecuente e importante para la detección de anticuerpos anti-Cardiolipina (aCL). Sin embargo, se recomienda determinar también las concentraciones de IgM e IgA, ya que de lo contrario, se podrían pasar por alto algunos pacientes de riesgo. La asociación clínica de los diferentes isotipos de aCL se refleja, con cierta controversia, en la literatura médica.

3.3.2. Anticuerpos anti- $\beta_2$glicoproteína I (anti-β_2-GPI)

La glicoproteína β_2I (β_2GPI) se une a sustancias con carga negativa, como los fosfolípidos y las lipoproteínas. Un número cada vez mayor de estudios indica que la β_2GP1 (subíndice es necesaria como cofactor o incluso que es el antígeno "real" para la unión de los anticuerpos antifosfolipídicos. Los epítopos de conformación para los anticuerpos anti-β_2GPI se desarrollan cuando interaccionan con una membrana lipídica compuesta de fosfolípidos con carga negativa o cuando la β_2GPI es adsorbida en una placa de poliestireno polioxigenado.

La β_2GPI es una proteína plasmática de 50 kDa compuesta por cinco grupos homólogos de aproximadamente 60 aminoácidos.

Isotipos de anticuerpos: Tras la determinación de los anticuerpos aCL, en la mayoría de los estudios de la β_2GPI se investiga la IgG, y en ocasiones, la IgM. Sin embargo, cada vez hay más estudios que indican la relevancia clínica de la β_2GPI IgA.

Para la detección de anticuerpos, la β_2GPI debe estar unida a una membrana lipídica compuesta de fosfolípidos con carga negativa o haber sido adsorbida en una placa de poliestireno polioxigenado (irradiado).

Determinación

Los anticuerpos aCL y los anti-ß$_2$GPI se determinan mediante ELISA o FEIA, rutinariamente para isotipos IgG e IgM (también se pueden determinar IgA).

- o Los resultados se expresan en unidades GPL (para anti-cardiolipinas tipo IgG) o MPL (anti-cardiolipinas tipo IgM).
- o Los anticuerpos anti-ß$_2$GPI se expresan en unidades tradicionales.
- o Se consideran valores significativos clínicamente aquellos moderados (> 40 GPL o MPL) o altos (>percentil 99 para la población).

3.3.3. *Anticoagulante lúpico (AL)*

En principio se sugirió que el anticoagulante lúpico (AL) podían ser anticuerpos producidos en respuesta a fosfolípidos de membrana con configuración alterada como consecuencia de algún daño producido por virus, fármacos, factor de necrosis tumoral, etc. Hoy sabemos que los anticuerpos con actividad AL no están sólo dirigidos contra fosfolípidos sino que presumiblemente reconocen un epítope que se expone tras la unión de la protrombina a los fosfolípidos mediada por el calcio. Se ha señalado que también podría dirigirse contra la ß$_2$GPI.

El AL se detecta mediante ensayos de coagulación.

1º. En primer lugar se realiza un test de screening:

- o Tiempo de tromboplastina activado (APTT).
- o Tiempo de veneno de víbora de Rusell (RVVT).

2º. Si estos están alterados se procede a la identificación del inhibidor: se asume la presencia de un inhibidor cuando no se observa corrección del test de screening realizado con las mezclas de plasma normal. Se expresa el resultado como el cociente lupus (CL) que se calcula en base a la relación entre ambos tiempos de coagulación dividida por la relación correspondiente al plasma de referencia, y que sugiere o no la presencia de un inhibidor tipo lúpico.

3º. Para confirmar que el inhibidor es el lúpico, se añade un exceso de fosfolípidos y se observará la corrección del APTT y RVVT.

Algunas pruebas serológicas para la sífilis (específicamente la prueba de VDRL) pueden dar un falso-positivo en los pacientes debido principalmente al anticoagulante lúpico con este síndrome, aunque las pruebas más específicas (los anticuerpos recombinantes) resultarán negativas.

Se pueden encontrar anticuerpos antifosfolípidos "falsos positivos" en infecciones virales y otras y ocasionalmente asociadas a drogas. Esto se ve con aCL y AL pero no así con anticuerpos anti-ß$_2$GPI. Por este motivo es fundamental repetir la determinación después de al menos 12 semanas de una primera muestra positiva.

3.4 Anticuerpos en la artritis reumatoide

3.4.1. Factor reumatoide (FR)

El factor reumatoide (FR) es un anticuerpo frente a la porción Fc de la inmunoglobulina IgG, que también es un anticuerpo. El FR y la IgG se unen para formar complejos inmunes que contribuyen al proceso de la enfermedad.

Isotipos de anticuerpos: principalmente son del tipo IgM.

Las primeras técnicas empleadas estaban basadas en inmunoaglutinaciones (Waaler-Rose = inmunohemaglutinación, y aglutinación por látex) dando los resultados en títulos (1/80). Posteriormente aparecen técnicas ELISA, que aportan mejores características técnicas pero eran muy lentas y poco reproducibles, por lo que se usaron poco. Actualmente se determinan mediante nefelometría o turbidimetría, de mayor rapidez, reproducibilidad y menor coste. Ello es debido a que estas tecnologías están incorporadas en equipos automatizados y las calibraciones emplean estándares basados en preparaciones de referencia internacionales, dando los resultados en UI/ml.

Aglutinación por látex

Esta técnica se usa principalmente para la búsqueda de Factores Reumatoides (FR). Se utilizan partículas de látex recubiertas con IgG, las cuales se aglutinan en contacto con FR poliméricos. Se usan diluciones progresivamente mayores del suero del paciente, y se informa como positivo o negativo a la última dilución en la que se observa aglutinación. Es un examen sencillo y barato.

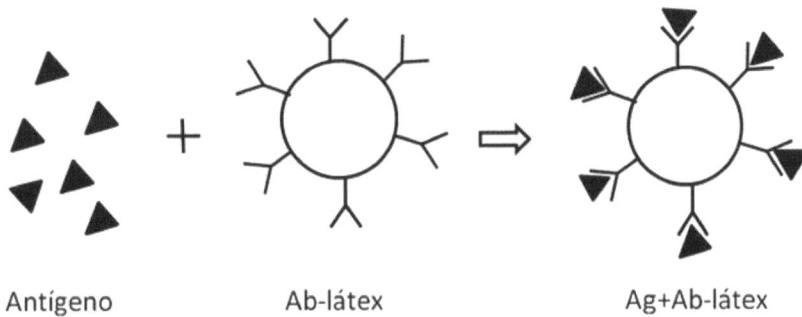

Antígeno   Ab-látex   Ag+Ab-látex

Ilustración 12. Proceso esquemático del fundamento del método Aglutinación por látex

Turbidimetria y nefelometría

Consiste en el análisis automatizado de la dispersión de la luz al chocar contra complejos antígeno-anticuerpo formados al incubar suero del paciente con el reactivo. A mayor concentración de complejos (mayor "turbidez" de la suspensión), mayor la dispersión.

o   En las determinaciones turbidimétricas se mide la cantidad de luz que atraviesa la suspensión sin ser dispersada. El detector se sitúa de manera que forme un ángulo de 0º con respecto a la dirección del rayo incidente.

o   En nefelometría, por el contrario, el detector de radiación se sitúa a un ángulo distinto de 0º (generalmente a 90º, pero no siempre) de modo que pueda captar la cantidad de radiación dispersada en dicha dirección.

Para amplificar estas débiles señales se pueden emplear fotomultiplicadores.

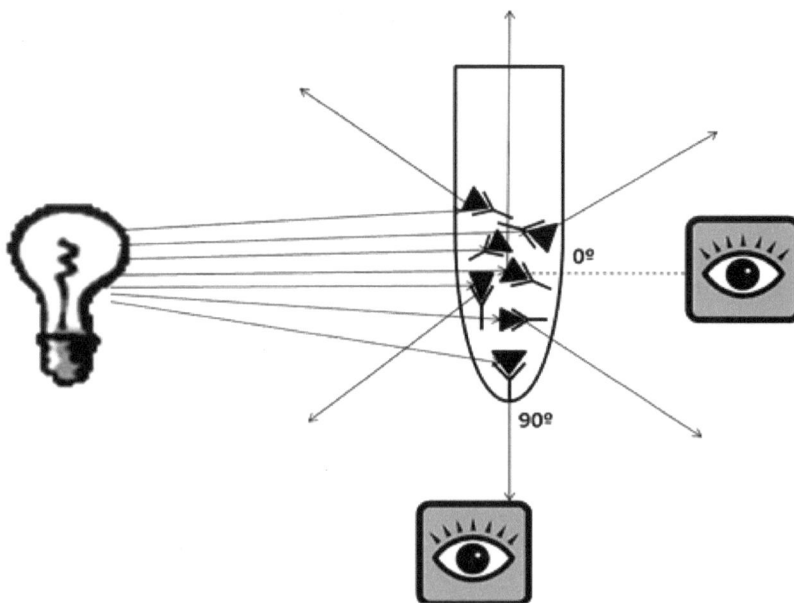

Ilustración 13. Proceso esquemático del fundamento de los métodos Turbidimetría (ángulo 0º) y Nefelometría (ángulo 90º)

3.4.2.   Anticuerpos antipéptido cíclico citrulinado (anti-CCP)

Entre los marcadores específicos de la artritis reumatoide se encuentran los autoanticuerpos que van dirigidos contra el factor perinuclear (APF), los anticuerpos antikeratina (AKA) y los anticuerpos antifilagrina (AFA). Todos ellos van dirigidos frente a la proteína filagrina epitelial humana. La filagrina está relacionada con la organización del citoesqueleto de las células epiteliales y es sintetizada como un precursor altamente fosforilado, la profilagrina que está presente en los gránulos queratohialinos de las células de la mucosa bucal. Durante la cronificación la profilagrina es defosforilada, lo que permite la liberación proteolítica de las subunidades de filagrina. A continuación algunos residuos de argininas son transformados en citrulina por la enzima peptidilarginina deiminasa. Ilustración 14.

Según los estudios detallados sobre los péptidos de filagrina citrulinados de Schellekens y col. en 1998, quedó patente que diversos pacientes con artritis reumatoide muestran péptidos citrulinados diferentes. En las variantes cíclicas de dichos péptidos, el residuo de citrulina se expone de forma óptima para la unión del anticuerpo.

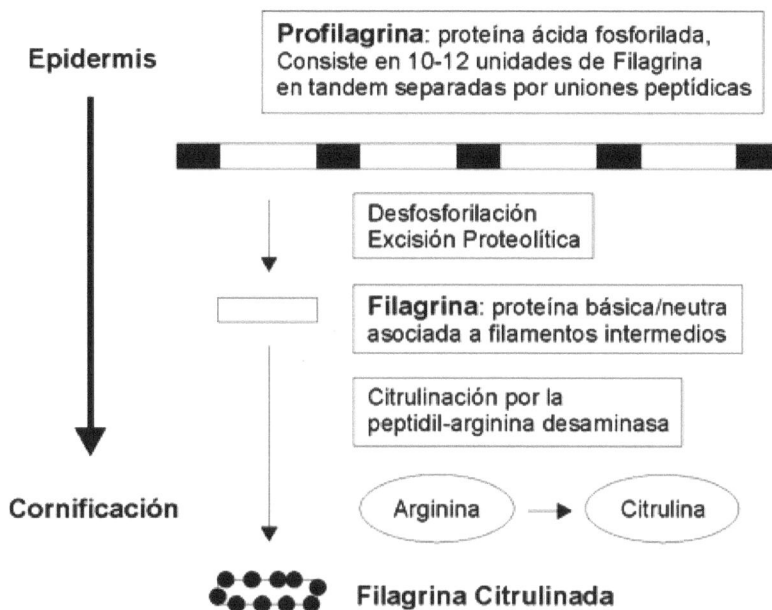

Ilustración 14. Proceso de síntesis de los Péptidos Cíclicos Citrulinados

A finales del año 2000, y como alternativa a la detección de los anticuerpos APF, AKA y AFA, se introdujo un enzimoinmunoanálisis en el que se utiliza como antígeno un péptido cíclico citrulinado sintético de origen articular, sin homología con la filagrina ni ninguna otra proteína conocida, más reactivo con el suero de la artritis reumatoide y con características de rendimiento mejoradas, que se presentó como "CCP de segunda generación (CCP2)" y se comercializó con el nombre de ensayo ELISA. Los ELISA existentes en el mercado emplean todos ellos los CCP-2.

Isotipos de anticuerpos: IgG

Esta nueva magnitud permite alcanzar una excelente especificidad diagnóstica (96% de ACCP vs al 77% del FR) para el diagnóstico de la artritis reumatoide, manteniéndose prácticamente la sensibilidad diagnóstica del factor reumatoide (78% vs 74%).

TIPO MUESTRA	AUTOANTICUERPO		DETERMINACIÓN
🟡 Suero gelosa	**ANA**		ELISA, CLIA
	Si (+)	Anti-DNAds	IFI$_{C.luciliae}$
		Título y Patrón ANA	IFI$_{HEP-2}$
		Anti-ENA	RIA, IT, ELISA,
		(y Anti-H si procede)	CLIA-CF, FEIA-IT
	ANCA: Título y patrón		IFI $_{etanol/acetona\ y\ formalina}$
	Si (+)	cANCA Anti-PR3	ELISA (S), FEIA, CLIA-CF
		pANCA Anti-MPO	ELISA (S), FEIA, CLIA-CF
	Si (-)	Anti-MBG	ELISA (S), FEIA, CLIA-CF
	Anti-FOSFOLÍPIDOS		
	Anti-CL: IgG, IgM (IgA)		ELISA, FEIA
	Anti-ß$_2$-GPI: IgG, IgM (IgA)		ELISA, FEIA
🔵 Plasma Citrato	AL		
	APTT, RVVT		Coagulometría
	Si ↑ Plasma problema + Plasma normal: CL		Tiempo plasma pb / Tiempo plasma ref
	Si ↑ Plasma pb + Fosfolipidos APTT, RWT		Coagulometría
🟡 Suero gelosa	**Anti-REUMÁTICO**		
	Anti-CCP: IgG		ELISA-CCP2
	FR: IgM, IgA		Aglutinación, ELISA, Turbidimetría, Nefelonetría

ANA: anticuerpos anti-nucleares. **Anti-DNAds**: anticuerpos anti-ácido desoxirribonucleico de doble cadena. **Anti-ENA**: anticuerpos anti-nucleares extraíbles. **Anti-H**: anticuerpos anti-histonas. **ANCA**: anticuerpos anti-citoplasma de neutrófilos. **cANCA**: patrón citoplasmático de ANCA. **pANCA**: patrón periférico de ANCA. **Anti-PR3**: anticuerpos anti-proteasa 3. **Anti-MPO**: anticuerpos anti-mieloperoxidasa. **Anti-MBG**: anticuerpos anti-membrana basal glomerular. **Anti-CL:** anticuerpos anti-cardiolipina. **Anti-ß$_2$-GPI**: anticuerpos anti-ß$_2$-glicoproteína-I. **IgG**: inmunoglobulina G. **IgM**: inmunoglobulina M. **IgA**. Inmunoglobulina A. **AL**: anticoagulante lúpico. **APTT**: tiempo de tromboplastina activado. **RVVT**: tiempo de veneno de víbora de Rusell. **CL**: cociente lúpico. **Anti-CCP**: anticuerpos anti-péptido cíclico citrulinado. **FR**: factor reumatoide. **ELISA**: inmunoanálisis enzimático tipo sándwich. **CLIA**: inmunoanálisis por quimioluminiscencia. **FEIA**: inmunoanálisis enzimático con fluorescencia. **CT**: citometría de flujo. **IT**: inmunotransferencia. **RIA**: inmunoanálisis con radioisótopos. **IFI$_{C.luciliae}$**: inmunofluorescencia indirecta con sustrato Crithidia luciliae. **IFI$_{HEP-2}$**: inmunofluorescencia indirecta con sustrato de células de epitelioma de laringe humano. **IFI $_{etanol/acetona\ y\ formalina}$**: inmunofluorescencia indirecta fijada con etanol o acetona y formalina. **ELISA-CCP2**: inmunoanálisis enzimático tipo sándwich de segunda generación para los anticuerpos anti-péptido cíclico citrulinado.

Tabla 5. Resumen de los Protocolos del Laboratorio de Autoinmunidad para las muestras de Enfermedades Sistémicas

Capítulo 4

Informe del laboratorio de autoinmunidad

Mª José López García, Marta Cárdenas Povedano y Aurora Urbano Felices

4.1   Perfil básico en las enfermedades autoinmunes sistémicas

Los resultados del perfil inmunológico básico, pueden orientar al clínico, incluso desde atención primaria, hacia las principales enfermedades autoinmunes sistémicas o descartarlas (tabla 6). Sin embargo, para una mejor valoración se ha de considerar la edad y sexo del paciente, además de las manifestaciones clínicas.

Recordemos que para valorar los ANA hemos de considerar el título:
   (-) <1/40: negativo
   (+) 1/40 - 1/80: positivo bajo
   (++) 1/160 - 1/320: positivo medio
   (+++) ≥1:640: elevado.

(+) La prevalencia de ANA en la población general aumenta con la edad. Se sabe que el 18% de las personas mayores de 60 años puede presentar valores bajos sin que ello tenga ninguna significación clínica.

(++) Por otra parte, los ANA positivos medios-altos pueden orientarnos inicialmente a determinadas enfermedades autoinmunes sistémicas si tenemos en cuenta la edad del paciente.

(-) En cambio, un ANA negativo con sospecha de enfermedad autoinmune nos debe hacer investigar hacia una vasculitis por ANCA, crioglobulinemia, síndrome antifosfolípido primario o incluso un S. Sjögren o Dermatomiositis-Polimiositis, ya que los anti-Ro/SSA y anti-Sintetasas pueden resultar negativos por IFI.

ORIENTACIÓN DIAGNÓSTICA	ANA	FR	C_3, C_4, CH_{50}
Enf. Tejido Conjuntivo			
Infancia: DM/PM			
15-40 años, mujer: LES			↓LES
40-60 años, mujer: SS, ES	+	+	
>50 años, hombre: ES paraneoplásica.			
Vasculitis Sistémica			
	-	+ Crioglobulinemia mixta	↓Crioglobulinemia
S. Anti-Fosfolípido			
1º	-		
2º	+	-	Normal
Artritis Reumatoide			
	+ Solapamientos	-/+	↓
Infecciones:			
Víricas	-/+	+ Hepatitis	↓
Bacterianas	-	+ EBSA,Tuberculosis	↓

ANA: anticuerpos anti-nucleares. **FR**: factor reumatoide. C_3, C_4: factores del complemento. CH_{50}: capacidad hemolítica del factor de complemento C_{50}. **LES**: lupus eritematoso sistémico. **DM/PM**: dermatomiositis/polimiositis. **SS**: síndrome de Sjögren. **ES**: esclerosis sistémica. **EBSA**: Endocarditis bacteriana subaguda.

Tabla 6. Claves para la interpretación del perfil inmunológico básico en las enfermedades autoinmunes sistémicas

Respecto al FR, es positivo en adultos sanos con una frecuencia de 5% y en mayores de 70 años puede llegar a 25%. Además, aunque sólo es criterio diagnóstico en la artritis reumatoide (y no imprescindible), no es exclusivo de esta enfermedad, ni siquiera de enfermedades autoinmunes.

Las alteraciones en los niveles de las fracciones de C_3, C_4 y CH_{50} del complemento no son patognomónicas de las enfermedades autoinmunes sistémicas, pero deben alertarnos sobre todo si disminuye, puesto que el consumo de complemento se correlaciona con la presencia de actividad inmunológica.

4.2 Anticuerpos en las enfermedades del tejido conjuntivo

4.2.1. *Utilidad clínica*

ANA

Los resultados de los anticuerpos antinucleares tienen valor diagnóstico pero no pronóstico ni sirven de seguimiento en el tratamiento de la enfermedad.

- o Los títulos de los ANA no se correlacionan con la severidad de la enfermedad.

- o Los títulos medios y altos (≥1/160) sólo se correlacionan con formas sistémicas.

- o Los ANA no se negativizan ni fluctúan con el curso de la enfermedad.

Anti-ENA

Igualmente los anticuerpos antinucleares extraíbles sólo tienen valor diagnóstico, no varían con la actividad de la enfermedad. Sin embargo, algunos de ellos sí tienen valor pronóstico sobre la gravedad de la enfermedad y la posible respuesta al tratamiento, vg: anti-U_1snRNP, anti-Jo1, anti-SRP y anti-Mi2.

Para una correcta interpretación de los resultados y facilitar la comparación entre distintos laboratorios, siempre se debe especificar la técnica utilizada y los antígenos estudiados. Deberá evitarse el resultado "anti-ENA negativo".

Los anti-Ro y anti-Sintetasas pueden ser ANA falsos negativos por IFI si se emplean tejidos de roedores, si existe sospecha diagnóstica se ha de prescindir del título y patrón y determinarlos directamente.

Anti-DNAds

A diferencia de los anteriores la titulación de los anticuerpos anti-DNA es muy útil en el seguimiento de los pacientes con LES ya que permite el monitoreo de la respuesta de los pacientes a la terapia.

4.2.2. *Enfermedad asociada*

A continuación se describe el algoritmo de diagnóstico de laboratorio de las enfermedades autoinmunes del tejido conjuntivo, Ilustración 15. Siguiendo los protocolos del laboratorio, tras una prueba de screening (ELISA), se determinan los ANA mediante IFI cuyos patrones nos sugerirán la presencia de un antígeno que deberá ser confirmado en la determinación de los ENA y anti-DNAds. En función del/los antígeno/s predominante/s se podrá asociar con mayor probabilidad a una determinada enfermedad (Tabla 7). Para el diagnóstico definitivo de cada enfermedad en concreto se tendrá que evaluar conjuntamente con los criterios diagnósticos clínicos que se estudiaron en el capítulo primero sobre cada patología.

ANA: cribado

(-)   (+)

ANA

Anti-DNAds	HOMO-GÉNEO	PERIFÉRICO	MOTEADO GRUESO	MOTEADO FINO	CENTRÓMERO	NUCLEO-LAR	PERINU-CLEAR	CITOPLAS-MÁTICO	ENA
+ LES	LES	LES	LES [+]						Sm, U2-RNP
(-)			EMTC [+]						U1-RNP
+	LES fcos, Esclero-dermia localizada			SS, LES LES neont [+]					SSA/Ro
Anti H −				SS, LES, LES neont					SSB/La
	LES subclinico u otras conectivo-patías	CBP u otras EAS			ES limit. (CREST)				CenpB
						ES difusa,			Scl 70
						ED-DM, ES difusa			PM/Scl
							DM-PM		Jo-1
								PM	SRP
								LES	Rib P

No Enfermedad Autoinmune del tejido conjuntivo

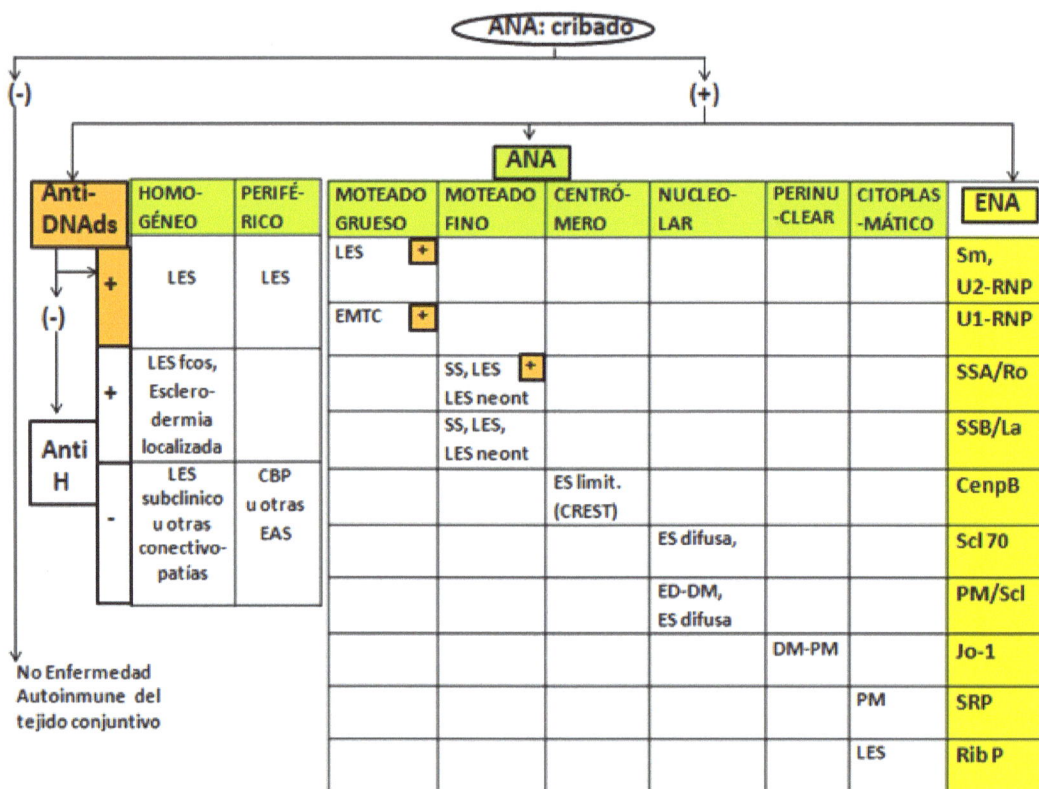

ANA: anticuerpos anti-nucleares. **ENA**: anticuerpos anti-nucleares extraíbles. **Anti-DNAds**: anticuerpos anti-ácido desoxirribonucléico de doble cadena. **Anti-H**: anticuerpos anti-histona. **LES**: lupus eritematoso sistémico. **Fcos**: inducido por fármacos, **Neont**: neonatal. **CBP**: cirrosis biliar primaria. **EAS**: enfermedades autoinmunes sistémicas. **EMTC**: enfermedad mixta del tejido conjuntivo. **SS**: síndrome Sjögren. **ES**: esclerosis sistémica. **Limit**: forma limitada. **ED-DM**: síndrome de superposición de esclerodermia y dermatomiositis. **DM-PM**: Dermatomiositis-Polimiositis. **PM**: polimiositis.

Ilustración 15. Algoritmo diagnóstico de laboratorio para enfermedades autoinmunes del tejido conjuntivo

AUTO-ANTÍGENO	ENFERMEDAD Y PREVALENCIA	IMPORTANCIA CLÍNICA
Histonas	LE por fármacos: 95% LES: 30-70% Artritis reumatoide: 15-50%	Sólo un pequeño porcentaje de LE por fármacos desarrolla la enfermedad. En LES, se asocia con enfermedad activa.
dsDNA	LES: 60 - 90 % LES activo: ○ con afectación renal:>95% ○ sin afectación renal:50-70% LES inactivo: <40%	Marcador específico en LES, correlacionado con la actividad de la enfermedad (supervisión), marcador para lesión tisular. Están asociados con un aumento del riesgo de padecer nefritis, la especificidad es del 95%.
U_1-RNP	LES: 30 -40 % Enfermedad mixta del tejido conjuntivo: 100 %	Indican un buen pronóstico sobre el desarrollo de la afectación renal, incluso cuando se encuentran combinados con Sm. La EMTC se define con niveles altos de anti-U_1snRNP.
Sm y Anti-U_2RNP	LES: 10 - 30 %	Muy específico para LES (99%).
Rib-P	LES: 20%	Específico de LES. Se relaciona con enfermedad activa.
SS-A/Ro	LES: 40 - 50% SS: 60 - 70 % Madre de niño con Lupus neonatal: > 95 %	Riesgo elevado de padecer lupus neonatal si la madre tiene anticuerpos anti-SS-A/Ro (sobre todo dirigido a 52 kD) y anti-SS-B/La.
SS-B/La	LES: 5 - 15 % SS: 40 - 70 % Madre de niño con lupus neonatal: 60%	Se encuentran casi siempre combinados con anticuerpos anti-SSA/Ro; más específicos del síndrome de Sjögren que anti-SS-A/Ro.
Centrómero	Esclerosis Sistémica limitada: 80-95% Raynaud: 10 - 15 %	Presente en pacientes con esclerodermia, en la mayoría de los casos de forma limitada. También presente en pacientes con cirrosis biliar primaria.
Scl-70	Esclerodermia Sistémica difusa: 20 - 70%	Marcador específico para esclerodermia. (especificidad del 98-100%)
PM-Scl	Esclerodermia/Dermatomiositis: 50-70% Esclerosis Sistémica difusa: 5-10%.	Asociado al síndrome de superposición de esclerodermia y dermatomiositis.
Jo-1	Polimiositis/Dermatomiositis: 30%	Enfermedad pulmonar intersticial, artiris no erosiva y Rauynaud. Pronóstico malo con moderada respuesta al tratamiento.
SRP	Polimiositis: 5-10%	Miositis severa, compromiso cardíaco, mialgias. Pronóstico muy malo, pobre respuesta al tratamiento.
Mi2	Dermatomiositis Amiopática: 5-10%	Dermatomiositis clásica. Pronóstico favorable, buena respuesta al tratamiento.

Tabla 7. Principales autoanticuerpos de las enfermedades autoinmunes del tejido conjuntivo en relación con la enfermedad asociada

4.3   Anticuerpos en las vasculitis sistémicas y síndrome de Goodpasture

4.3.1.   Utilidad clínica

ANCA

Los anticuerpos anticitoplasma de neutrófilo tienen utilidad tanto como prueba de diagnóstico como de seguimiento. El incremento del título o un resultado positivo cuando antes era negativo, deben poner en alerta al clínico para estrechar el seguimiento. No obstante, los ANCA no deben utilizarse como guía de tratamiento, los títulos ANCA no se correlacionan con la actividad, hallazgo que sí ocurre en la enfermedad inflamatoria intestinal.

Por otra parte una prueba ANCA positiva permite el diagnóstico pero un ANCA negativo no lo descarta: un 10% de GW sistémicos y un 20% PAM pueden ser negativos; además, los ANCA pueden ser negativos en las formas localizadas. Por tanto, cuando la sospecha de enfermedad asociada a ANCA positivo es alta y por IFI son negativos, se ha de realizar el ELISA obviando el cribado.

Anti-PR3, anti-MPO y anti-MBG

Son útiles en el diagnostico y en el seguimiento de la enfermedad.

- o   Un resultado de PR3 positivo indica una mejor respuesta al tratamiento pero mayor riesgo de recaídas.

- o   Un resultado de MPO positivo indica más resistencia al tratamiento pero menor riesgo de recaídas.

- o   Los valores séricos de los anti-MBG son de interés en el seguimiento de la respuesta al tratamiento con plasmaféresis y citotóxicos, procedimientos empleados en el síndrome Goodpasture.

4.3.2.   Enfermedad asociada

Siguiendo el algoritmo de diagnóstico de laboratorio de las vasculitis sistémicas (Ilustración 16), tras una prueba de screening de los ANCA por IFI, se determinan los autoanticuerpos. Para la asociación con la enfermedad más probable se han de valorar conjuntamente con otros parámetros de laboratorio y con las manifestaciones clínicas.

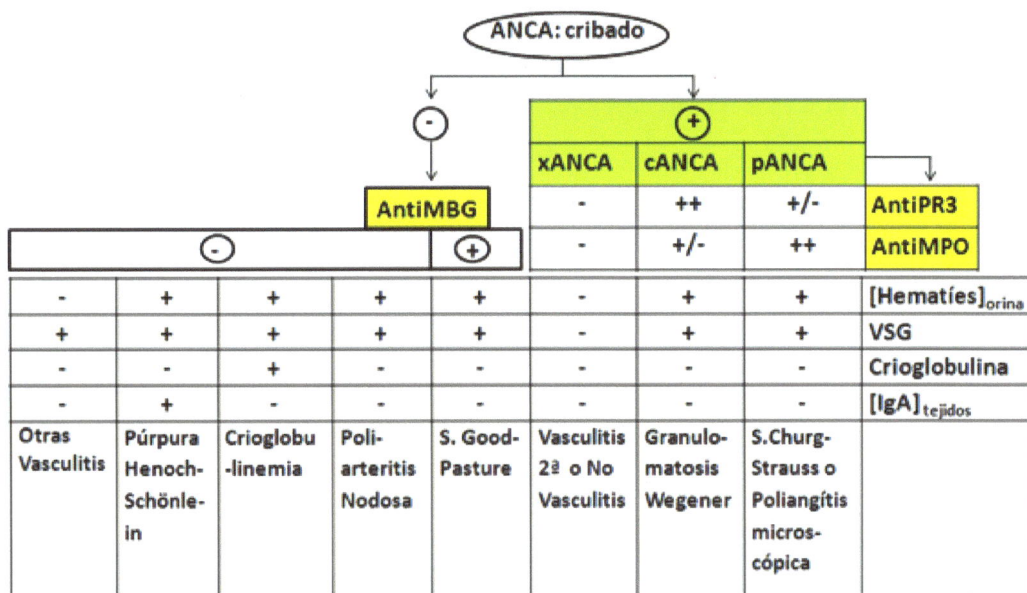

-	+	+	+	+	-	+	+	[Hematíes]$_{orina}$
+	+	+	+	+	-	+	+	VSG
-	-	+	-	-	-	-	-	Crioglobulina
-	+	-	-	-	-	-	-	[IgA]$_{tejidos}$
Otras Vasculitis	Púrpura Henoch-Schönlein	Crioglobu-linemia	Poli-arteritis Nodosa	S. Good-Pasture	Vasculitis 2ª o No Vasculitis	Granulo-matosis Wegener	S.Churg-Strauss o Poliangítis micros-cópica	

ANCA: anticuerpos anti-citoplasma de neutrófilos. **xANCA**: patrón atípico. **cANCA**: patrón citoplasmático. **pANCA**: patrón periférico. **AntiMBG**: anticuerpos anti-membrana basal glomerular. **AntiPR3**: anticuerpos anti-proteinasa 3. **AntiMPO**: anticuerpos anti-mieloperoxidasa. **VSG**: velocidad de sedimentación globular. **IgA**: inmunoglobulina A.

Ilustración 16. Algoritmo diagnóstico de laboratorio para enfermedades autoinmunes de vasculitis sistémicas y síndrome Goodpasture

4.4   Anticuerpos en el síndrome antifosfolípido

4.4.1.   Utilidad clínica

Tal y como vimos en el apartado correspondiente del capítulo de patología, para un diagnóstico definitivo de Síndrome Antifosfolípido se han de reunir al menos un criterio de laboratorio junto con un criterio clínico. Respecto al criterio de laboratorio se deben detectar los autoanticuerpos como mínimo en 2 oportunidades separadas por al menos 12 semanas y máximo 5 años antes de las manifestaciones clínicas. Ilustración 17. Se pueden encontrar anticuerpos antifosfolípidos "falsos positivos" en infecciones virales y ocasionalmente asociadas a drogas. Esto se ve con anti-CL y AL pero no así con anticuerpos anti-ß$_2$ GPI. Por este motivo es fundamental repetir la determinación después de al menos 12 semanas de una primera muestra positiva. Por otra parte, la presencia de estos anticuerpos puede dar VDRL falsos positivos.

4.4.2. Enfermedad asociada

Estos anticuerpos se pueden observar además de en el Síndrome Antifosfolípido primario, en el secundario, es decir, asociado a otras enfermedades autoinmunes, y con distintas frecuencias. El Lupus Eritematoso Sistémico es la enfermedad en la que más se ha estudiado la presencia de anticuerpos antifosfolípidos, con una incidencia del 20-65%. Con relación a otras enfermedades autoinmunes también se han observado anticuerpos antifosfolípidos en el Síndrome de Sjögren, la artritis reumatoide y las vasculitis inflamatorias primarias.

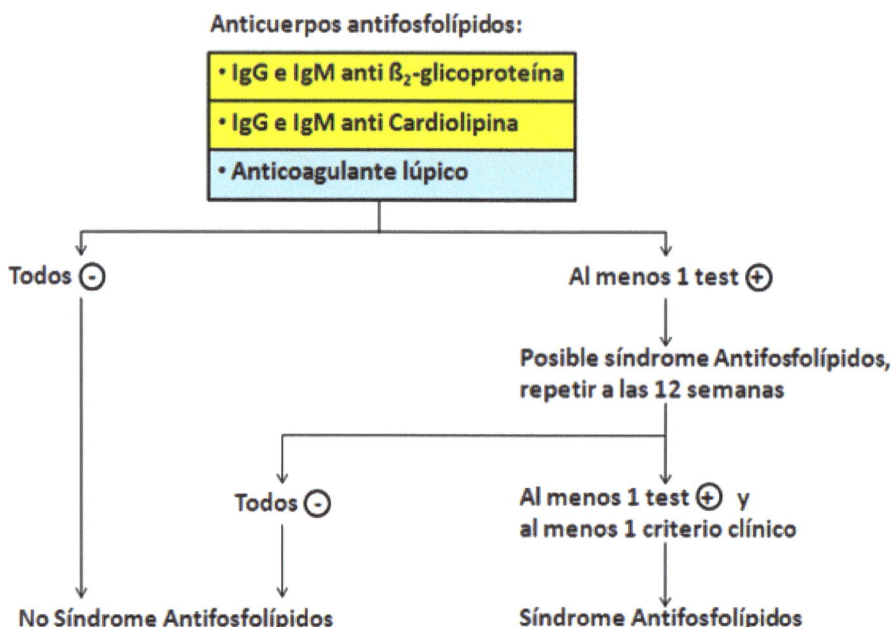

Anticuerpos antifosfolípidos:

- IgG e IgM anti β_2-glicoproteína
- IgG e IgM anti Cardiolipina
- Anticoagulante lúpico

Todos $\ominus$

Al menos 1 test $\oplus$

Posible síndrome Antifosfolípidos, repetir a las 12 semanas

Todos $\ominus$

Al menos 1 test $\oplus$ y al menos 1 criterio clínico

No Síndrome Antifosfolípidos

Síndrome Antifosfolípidos

Ilustración 17. Algoritmo diagnóstico para el síndrome antifosfolípido

4.5   Anticuerpos en la artritis reumatoide

4.5.1. Utilidad clínica

ACCP

- o   Especificidad diagnóstica. Los anticuerpos frente al Péptido Cíclico Citrulinado comparados con el FR, tienen una mayor especificidad (96% frente al 86%) con una sensibilidad similar, y sólo aparecen en el 1-3% de las personas sanas, por lo que para algunos autores su utilidad es superior a la del FR. El hecho de que alrededor del 40% de los pacientes con AR y FR negativo tengan los anti-CCP positivos aumenta su valor diagnóstico.

o   Diagnóstico diferencial:

    o   Distingue la AR de LES cuando se asocia con FR positivo y lesiones articulares erosivas.

    o   Distingue AR de artropatías secundarias a hepatopatías por VHC (75% positivas a FR).

    o   Distingue los casos de reumatismos palindrómicos que acabaran en AR, de los que no.

    o   Distingue AR en el anciano de la polimialgia reumática…

o   Pronóstico evolutivo: es más precoz que el FR. La capacidad de los ACCP de predecir en años el desarrollo posterior de la AR en ausencia de serología y sintomatología es muy elevada.

o   Pronóstico de gravedad de la AR: La valoración cuantitativa de los ACCP parece ser directamente proporcional a la gravedad de las lesiones óseas posteriores, en enfermos de AR.

o   Sin embargo, no está clara la eficacia de su monitorización como respuesta al tratamiento.

FR

El Factor Reumatoide fue el primer y único criterio de autoinmunidad para la clasificación de la Artritis Reumatoide del Colegio Americano de Reumatología en 1987 y se asocia a mal pronóstico (enfermedad articular agresiva y compromiso extra-articular).

Puede ser negativo en un 30% de los pacientes con AR al principio de la enfermedad, y 20-25% a lo largo de toda enfermedad (AR seronegativa). Su sensibilidad es del 60-90%, dependiendo del método de determinación empleado y de la duración de la AR. Su especificidad también es baja (70-86%). Diversas enfermedades pueden cursar con elevación de FR. Su prevalencia en sujetos sanos mayores de 70 años es de aproximadamente el 25%, y menor del 5% en la población general. Por lo tanto, el FR ni excluye ni confirma el diagnóstico de AR por sí solo.

4.5.2.   *Enfermedad asociada*

Tal como vimos en los criterios diagnósticos, el Colegio Americano de Reumatología estableció en 2010 una puntuación de parámetros analíticos y sintomatología según la cual, se necesitan al menos 6 puntos para el diagnóstico de la Artritis Reumatoide. Ilustración 18.

AUTOANTICUERPOS				
	FR		**ACCP**	
⊙	0	y	0	= 0
⊕	2	y/ó	2	= 2
⊕⊕	3	y/ó	3	= 3

REACTANTES FASE AGUDA				
	PCR		**VSG**	
↓	0	y	0	= 0
↑	1	y/ó	1	= 1

AFECTACION ARTICULAR	0-5

DURACIÓN	0-1

Artritis Reumatoide ≥ 6

(⊙) Negativo se refiere a los valores que son menores o igual al límite superior normal (LSN) en la prueba de laboratorio.

(⊕) Positivos débiles se refiere a los valores que son más altos que el LSN superior, pero ≤3 veces para la prueba del laboratorio.

(⊕⊕) Positivo fuerte se refiere a los valores que son >3 veces el LSN para la prueba del laboratorio.

Cuando la información del FR sólo está disponible como positivo o negativo, debe ser clasificado como débil positivo.

(↓) Normal y (↑) Anormal está determinado por las normas de laboratorio local.

FR: factor reumatoide. **ACCP**: anticuerpo anti-péptido cíclico citrulinado.**PCR**: proteína C reactiva. **VSG**: velocidad de sedimentación globular.

Ilustración 18. Algoritmo diagnóstico para la artritis reumatoide

o   Si un paciente tiene un valor positivo de ACCP y de FR, es muy probable que tenga AR y que desarrolle una forma severa de la enfermedad.

o   Si un paciente tiene el ACCP positivo y el FR negativo, pero presenta síntomas sugerentes de AR, es probable que tenga una AR de reciente inicio, o que la desarrolle en un futuro.

o   Si un paciente tiene el ACCP negativo y el FR positivo, los signos y síntomas clínicos serán mucho más importantes para determinar si el paciente tiene AR u otro trastorno inflamatorio.

o   Si un paciente presenta el ACCP y el FR negativos, es poco probable que tenga una AR.

Por último, cabe recordar que el diagnóstico de la AR es sobretodo clínico, y que puede realizarse en ausencia de autoanticuerpos positivos.

Capítulo 5

Bibliografía

Aarden, L.A., De Grootn E.R., & Feltkamp, T.E.W. (1975). Immunology of DNA. III. *Crithidia lucillae*, a simple substrate for the determination of anti-dsDNA with the immunofluorescence technique. *Ann. New York Acad. Sci., 254*, 505-515. http://dx.doi.org/10.1111/j.1749-6632.1975.tb29197.x

Alonso Santor, J.E., Inglada Galiana, L., & Pérez Paredes, G. (2007). Síndrome Antifosfolípido, estado actual. *An. Med. Interna (Madrid), 24*, 242-248. http://dx.doi.org/10.4321/S0212-71992007000500009

Amouroux, J. (November 1998). Pathology of giant cell arteritis. *Ann. Med. Interne, 149(7)*, 415-419.

Anaya, J.M., Shoenfeld, Y., Correa, P.A., García-Carrasco, M., & Cervera, R. (2005). *Corporación para Investigaciones Biológicas. Autoinmunidad y Enfermedad Autoinmune.*

Arend, W.P., Michel, B.A., Bloch, D.A., Hunder, G.G., Calabrese, L.H., Edworthy S.M., et al. (1990). The American College of Rheumatology 1990 criteria for the classification of Takayasu arteritis. *Arthritis Rheum, 33*, 1129-1134. http://dx.doi.org/10.1002/art.1780330811

Barr, S.G., Zonana-Nacach, A., Magder, L.S., & Petri, M. (1999). Patterns of disease activity in systemic lupus erythematosus. *Arthritis Rheum, 42*, 2682-2688. http://dx.doi.org/10.1002/1529-0131(199912)42:12<2682::AID-ANR26>3.0.CO;2-6

Berden, J.H.M. (1997). Lupus nephritis. *Kidney Int.*, *52*, 538-558. http://dx.doi.org/10.1038/ki.1997.365

Bielsa, I. (2010). Significado biológico de los autoanticuerpos y técnicas para su detección. *Med. Cutan. Iber. Lat. Am., 38(3),* 109-116.

Bono, L., Caneron, J.S., & Hicks, J.A. (1999). The very long-term prognosis and complications of lupus nephritis and its treatment. *Q. J. Med, 92,* 211-218. http://dx.doi.org/10.1093/qjmed/92.4.211

Cabiedes, J., & Núñez-Álvarez, C.A. (2010). Anticuerpos antinucleares. *Reumatol. Clin., 6(4),* 224-230. http://dx.doi.org/10.1016/j.reuma.2009.10.004

Cervera, R., & Ruiz Irastorza, G. (2009). *Avances en síndrome antifosfolipidico* (1ra Ed.). Marge Medica Books.

Cervera, R., Khamashta, M., Font, J., et al. (1993). Systemic lupus erythematosus: Clinical and immunologic patterns of disease expression in a cohort of 1000 patients. *Medicine (Baltimore)* 72, 113-129.

Cid, M. C., & Solans, R. (2012). *Avances en vasculitis sistémicas* (1ra Ed.). Marge Medica Books.

Deegan, M.J., Walker, S.E., & Lovell, S.E. (1978). Antibodies to Double Stranded DNA. A Comparison of the Indirect Immunofluorescent Test Using Crithidia luciliae and the DNA-Binding Assay. *Am. J. Clin. Pathol. 69,* 599-604.

Díez-Cascón González, P., Ortiz Molina, J., Pereira Rosalen, A., Ramos-Casals, M., & Sisó Almirall, A. (2009). Interpretación de las pruebas inmunológicas en atención primaria. *JANO 27 de noviembre de 2009,* nº 1.754.

Esdaile, J.M., Abrahamowicz, M., Joseph, L., et al. (1996). Laboratory predictors of disease exacerbations in SLE. *Arthritis Rheum, 39,* 370-378. http://dx.doi.org/10.1002/art.1780390304

Font, J., Cervera, R., Ramos Casals, M., Espinosa, G., Jiménez, S., & Ingelmo, M. (2006). *Diagnóstico y tratamiento de las enfermedades autoinmunes sistémicas*, 3ª Ed. Barcelona: Caduceo Multimedia.

Font, J., Khamashta, M., & Vilardell, M. (2002). *Lupus eritematoso sistémico.* Barcelona: MRA.

Fortin, P.R., Abrahamowicz, M., Clarke, A.E., Neville, C., Du Berger, R., Fraenkel, L., et al. (2000). Do lupus disease activity measures detect clinically important change? *J. Rheumatol., 27,* 1421-1428.

Funovits, J., Aletaha, D., Bykerk, V., Combe, B., Dougados, M., Emery, P., Felson, D., Hawker, G., Hazes, J.M., Huizinga, T., Kay, J., Kvien, T.K., Smolen, J.S., Symmons, D., Tak, & P.P., Silman, A. (September 2010). The 2010 American College of

Rheumatology/European League Against Rheumatism classification criteria for rheumatoid arthritis: methodological report phase I. *Ann. Rheum Dis., 69(9)*, 1589-1595. http://dx.doi.org/10.1136/ard.2010.130310

Gonzalez Buitrago, J.M. (1994). *Autoanticuerpos y autoinmunidad*. SEQC.

González de Buitrago Arriero, J.M. (2006). Técnicas de detección simultánea en los estudios de autoinmunidad. *Ed. Cont. Lab. Clín., 9*, 42-48.

Hahn, B.H. (1998). Antibodies to DNA. *N. Engl. J. Med., 338,* 1359-1368. http://dx.doi.org/10.1056/NEJM199805073381906

Hernández Ramírez, D.F., & Cabiedes, J. (2010). Técnicas inmunológicas que apoyan el diagnostico de las enfermedades autoinmunes. *Reumatol. Clin., 6(3),* 173–177. http://dx.doi.org/10.1016/j.reuma.2009.10.003

Hernando, M., González, C., Carrasco, R., Navajo, J.A., & González-Buitrago, J.M. (2003). Anticuerpos contra los nucleosomas en el lupus eritematoso sistémico. *Química Clínica, 22(1),* 5-8.

Hochberg, M.C. (1997). Updating the American College of Rheumatology revised criteria for the classification of systemic lupus erythematosus. *Arthritis Rheum, 40(9),* 1725. http://dx.doi.org/10.1002/art.1780400928

Hofman, J. (2005). Miopatías Inflamatorias Polimiositis – Dermatomiositis. *Reumatología*, 21(3).

Homer, R.J. (December 1998). Antineutrophil cytoplasmic antibodies as markers for systemic autoimmune disease. *Clin Chest Med, 19(4),* 627-639. http://dx.doi.org/10.1016/S0272-5231(05)70107-6

Immuno Concepts, N.A. Ltd. *Manual de instrucciones de sistemas de análisis de ANA por inmunofluorescencia.*

Jennette, J.C. & Ronald, R.J. (1997). Small Vessel Vasculitis. *New England Journal of Medicine, 337*, 1512-1523. http://dx.doi.org/10.1056/NEJM199711203372106

Jennette, J.C., Falk, R.J., Andrassy, K., et al. (1994). Nomenclature of systemic vasculitides: Proposal of an international consensus conference. *Arthritis Rheum, 37,* 187-192. http://dx.doi.org/10.1002/art.1780370206

Jiménez Alonso, J., Hidalgo Tenorio, C., Sabio Sánchez, J.M., & Jaímez Gamiz, L. (2007). *Manual de enfermedades sistémicas*. Editorial Ergon.

Klipel, J.H. (1997). Systemic lupus erythematosus: Demographics, prognosis and outcome. *J. Rheumatol, 24(Suppl 48)*, 67-71.

Laboratorio IFI. *Manual de instrucciones de IFIFLUOR MULTITEST nDNA (Crithidia luciliae).*

Lie, J.T. (1992). Vasculitis, 1815 to 1991: Classification and diagnostic specificity. *Journal of Rheumatology, 19(1),* 83-89.

Lightfoot, R.W. Jr, Michel, B.A., Bloch, D.A., Hunder, G.G., Zvaifler, N.J., McShane, D.J., et al. (1990). The American College of Rheumatology 1990 criteria for the classification of polyarteritis nodosa. *Arthritis Rheum, 33,* 1088-1093. http://dx.doi.org/10.1002/art.1780330805

López Riquelme, N., Dosda González, M.D., Ramírez Garrido, F.A., Noguera Moya, O., Espasa Sempere. A., & Cañas Bello, D. (Enero-Marzo 2009). Análisis comparativo de tres métodos de ELISA frente a Inmunodot para la determinación de antígenos extraíbles del núcleo (ENAs). *Inmunología, 28(1),* 7-11.

López. M. (2005). Anticuerpos contra los péptidos cíclicos citrulinados: Marcadores específicos de artritis reumatoide. *Ed. Con.t Lab. Clín., 9,* 13-18.

Lotti, T., Ghersetich, I., Comacchi, C., Jorizzo, J.L. (1998). Cutaneous small-vessel vasculitis. *J. Am. Acad. Dermatol., 39(5 Pt 1),* 667-87; quiz 688-690. http://dx.doi.org/10.1016/S0190-9622(98)70039-8

Marcos Tomás, J.V., Molina Gasset, R., & Sastre Pascual. J.F. (2011). *Algoritmos. Guías clínicas de ayuda a la petición de pruebas de laboratorio.* ROCHE. 2011. Disponible online en: http://www.a14.san.gva.es/laboratorio/algoritmos/prologo.htm.

McBride, J.D., Gabriel, F.G., Fordham, J., Kolind, T., Barcenas-Morales, G., Isenberg, D.A., Swana, M., Delves, P.J., Lund, T., Cree, I.A., & Roitt, I.M. (2008). Screening autoantibody profiles in systemic rheumatic disease with a diagnostic protein microarray that uses a filtration-assisted nanodot array luminometric immunoassay (NALIA). *Clinical Chemistry, 54(5),* 883–890. http://dx.doi.org/10.1373/clinchem.2007.098418

Menéndez Fernández, A.I. (2009). Pruebas de laboratorio en reumatología. *JANO, 9 de octubre de 2009,* nº 1.747.

Munive Lima, M.R., Simón Domínguez, J.I., González Solís, R., & Suárez Botello, M.E. (2010). Comparación entre quimioluminiscencia e inmunofluorescencia indirecta en la determinación de anticuerpos antinucleares. *Rev. Mex. Patol. Clin, 57(2),* 100-104.

Pisetsky, D.S. (2000). Anti-DNA and autoantibodies. *Curr. Op. Rheum, 12,* 364-368. http://dx.doi.org/10.1097/00002281-200009000-00002

Pisetsky, D.S., Gilkeson, G., Clair, E.W. (1997). Systemic lupus erythematosus. Diagnosis and treatment. *Med. Clin. North Am., 81,* 113-128. http://dx.doi.org/10.1016/S0025-7125(05)70507-1

Robles Marhuenda, A., & Ramos-Casals, M. (2005). Significado clínico de los anticuerpos antinucleares. *JANO, 30 septiembre-6 octubre 2005,* nº 1.578.

Rodríguez Mahou, M., Sánchez Ramón, S., & López Longo, F.J. (2012). *Autoanticuerpos en las enfermedades autoinmunes sistémicas.* Editorial Ergon.

Rodriguez, J.L. (2003). Tema 19: *Autoinmunidad. Inmunología online*. Phadia.

Sánchez Atrio, A.I., Pérez Gómez, A., Turrión Nieves, A.I., Albarrán Hernández, F., & Álvarez-Mon Soto, M. (2005). Indicaciones e interpretaciones de los anticuerpos antinucleares y los anticuerpos no órgano-específicos. *Medicine, 9(34),* 2261-2264.

Suardíaz Pareras. J.H. (2004). Capítulo 2: *Fase preanalítica. Laboratorio Clínico*. Editorial Ciencias Médicas.

Tanaka, H., Yuki, N., Ohnishi, A., & Hirata, K. (December 1998). A case of polyneuropathy by microscopic polyarteritis nodosa. *No To Shinkei, 50(12),* 1107-1111.

Terai, M., Yasukawa, K., Narumoto, S., Tateno, S., Oana, S., & Kohno, Y. (February 1999). Vascular endothelial growth factor in acute Kawasaki disease. *Am. J. Cardiol., 83(3),* 337-339. http://dx.doi.org/10.1016/S0002-9149(98)00864-9

Valladares Gómez, C., Rus Martínez, A., Sánchez-Molina Acosta, MI., Muruzábal Sitges, MV., Elena Ibáñez, A., & Borque de Larrea, L. (2003). Medida de los anticuerpos anti-péptido cíclico citrulinado en el diagnóstico de la artritis reumatoide. *Química Clínica, 22(6),* 397-402.

Vitali, C., Bombardieri, S., Jonsson, R., Moutsopoulos, H.M., Alexander, E.L., Carsons, S.E., Daniels, T.E., Fox, P.C., Fox, R.I., Kassan, S.S., Pillemer, S.R., Talal, N., & Weisman, M.H. (2002). An the European Study Group on Classification Criteria for Sjögren's Syndrome. Classification criteria for Sjögren's syndrome: A revised version of the European criteria proposed by the American-European Consensus Group. *Ann. Rheum Dis, 61*, 554–558. http://dx.doi.org/10.1136/ard.61.6.554

Páginas webs recomendadas para ilustraciones de inmunofluorescencia

http://www.labodia.com/eng/ana/Atlas/index.htm
http://www.biocientifica.com.ar/es_int/images/imagenes/atlasimg/contenidos_espanol/principal_espanol.htm

Sobre los autores del libro

Mª José López García

Capítulos 2, 3 y 4
Doctora en Farmacia
Facultativa especialista en Análisis Clínicos
Agencia Sanitaria Alto Guadalquivir
lopezmjose.68@gmail.com

Marta Cárdenas Povedano

Capítulos 2, 3 y 4
Técnico Especialista de Laboratorio
Hospital de Montilla
Agencia Sanitaria Alto Guadalquivir
martacar22@gmail.com

Antonia Osuna Molina

Capítulos 1, 2 y 3
Técnico Especialista de Laboratorio
Hospital Virgen del Rocío. Sevilla
Servicio Andaluz de Salud
tonipillin@hotmail.com

Ana Mª Lendínez Ramírez

Capítulo 1
Licenciada en Farmacia.
Facultativa Especialista en Análisis Clínicos.
Hospital de Antequera
Servicio Andaluz de Salud
analendinezramirez@gmail.com

Aurora Urbano Felices

Capítulo 1 y 4
Técnico Especialista de Laboratorio
Hospital Infanta Margarita. Cabra
Servicio Andaluz de Salud
felices70@hotmail.com

Sobre la revisora del libro

María José Gómez Díaz

Licenciada en Medicina y Cirurgía.
Facultativa Especialista en Análisis Clínicos.
Servicio Andaluz de Salud
Hospital de Antequera
mariaj.gomez.diaz.sspa@juntadeandalucia.es